人民健康·名家科普丛书

神经系统常见疾病防与治

总主编　王　俊　王建六

主　编　刘如恩

副主编　范存刚　伍　刚　周景儒

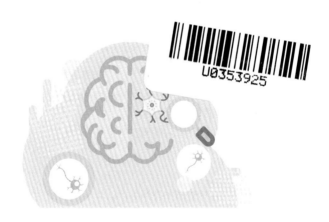

科学技术文献出版社
SCIENTIFIC AND TECHNICAL DOCUMENTATION PRESS

·北京·

图书在版编目（CIP）数据

神经系统常见疾病防与治 / 刘如恩主编. —北京：科学技术文献出版社，2024.6
（人民健康·名家科普丛书 / 王俊，王建六总主编）
ISBN 978-7-5235-0783-4

Ⅰ．①神…　Ⅱ．①刘…　Ⅲ．①神经系统疾病—防治　Ⅳ．① R741

中国国家版本馆 CIP 数据核字（2023）第 182126 号

神经系统常见疾病防与治

策划编辑：孔荣华 王黛君 责任编辑：王黛君 宋嘉婧 责任校对：张微 责任出版：张志平

出　版　者	科学技术文献出版社	
地　　　址	北京市复兴路15号　邮编　100038	
编　务　部	（010）58882938，58882087（传真）	
发　行　部	（010）58882905，58882868（传真）	
邮　购　部	（010）58882873	
官 方 网 址	www.stdp.com.cn	
发　行　者	科学技术文献出版社发行　全国各地新华书店经销	
印　刷　者	北京地大彩印有限公司	
版　　　次	2024年6月第1版　2024年6月第1次印刷	
开　　　本	880×1230　1/32	
字　　　数	110千	
印　　　张	6	
书　　　号	ISBN 978-7-5235-0783-4	
定　　　价	49.80元	

编 委 会

丛书序

"健康所系，性命相托"，铮铮誓言诠释着医者的责任与担当。北京大学人民医院，这座百年医学殿堂，秉承"仁恕博爱，聪明精微，廉洁醇良"的百年院训，赓续"人民医院为人民"的使命，敬佑生命，守护健康。

人民健康是社会文明进步的基础，是民族昌盛和国家富强的重要标志，也是广大人民群众的共同追求。党中央把保障人民健康放在优先发展的战略位置，注重传播健康文明生活方式，建立健全健康教育体系，提升全民健康素养。北京大学人民医院勇担"国家队"使命，以守护人民健康为己任，以患者需求为导向，充分发挥优质医疗资源的优势，实现了全员时时、处处健康宣教，以病友会、义诊、讲座多渠道送健康；进社区、进乡村、进企业、进学校、上高原，足迹遍布医联体单位、合作院区，发挥了"国家队"引领作用；打造健康科普全媒体传播平台，将高品质健康科普知识传递到千家万户，推进提升了国民健康素养。

在建院 105 周年之际，北京大学人民医院与科学技术文献出版社合作，25 个重点学科、200 余名资深专家通力打造医学科普丛书"人民健康·名家科普"。丛书以大数据筛查百姓常见健康问题为基准，结合北京大学人民医院优势学科及医疗特色，传递科学、精准、高水平医学科普知识，提高公众健康素养和健康文化水平。北京大学人民医院通过"互联网＋健康科普"形式，构建"北大人民"健康科普资源库和健康科普专家库，为实现全方位、全周期保障人民健康奠定并夯实基础；为实现"两个一百年"奋斗目标、实现中华民族伟大复兴贡献"人民"力量！

王俊　王建六

前　言

　　在当今快速发展的世界，神经外科领域站在创新和发展的最前沿。《神经系统常见疾病防与治》将通过一问一答的形式，使读者清晰地了解神经外科一些常见疾病的诊疗过程。无论是患者还是亲属都能在其中找到困扰自己的问题和答案。

　　北京大学人民医院神经外科以优质的医疗服务闻名，被遴选为国家临床重点专科建设项目。神经外科团队由首席专家刘如恩教授领衔，以及高年资、技术娴熟的外科医生组成。本书揭示了治疗一些极具挑战性的神经系统疾病所面临的困境，普及神经外科医生的一些开创性工作。我们努力的核心是一种承诺，即改善患者的生活质量，助力家属扶助和护理。神经外科擅长治疗的疾病包括面肌痉挛、三叉神经痛、面瘫、癫痫、颅内肿瘤相关性矮小症、脊髓栓系及骶管囊肿和颈动脉狭窄等。通过本书的叙述，我们深入探讨了这些疾病的复杂性，以及为了对抗它们而开发的卓越治疗方法。

　　面肌痉挛是一种以面部肌肉不自主收缩为特征的疾病，是本书讨论的在治疗方面最具挑战性的疾病之一。通过神经外科团队的专业知识，我们深入研究了这种疾病的复杂性，并见证手术干预在恢复患者生活质量方面的变革性力量。

三叉神经痛，由于其疼痛的强度通常被称为"天下第一痛"，折磨着全世界无数的患者。在这本书中，我们探索了显微血管减压手术减轻患者的痛苦，为曾经看不到希望的患者提供高效的医疗支持。

通过面瘫患者问答录，我们能够发现神经外科团队不仅致力于恢复患者面部功能的手术重建工作，也致力于患者后期的康复指导。让患者重拾普通生活的信心，用他们从容的微笑点亮未来人生。

癫痫，一种以反复性发作为特征的神经系统疾病，是神经外科取得显著进展的重要领域。通过书中的探索，我们在临床上通过手术技术和创新疗法改善了癫痫患者的生活。

颅内肿瘤相关性矮小症是神经肿瘤重要领域，却鲜有医生踏足。解决颅内肿瘤相关性矮小症极具挑战性。我们团队通过专业知识积累和进一步扩展，采用尖端和革命性治疗技术，为这些肿瘤患者的治疗寻找未来。

本书中，我们还深入研究了脊髓栓系和骶管囊肿，这类疾病常使患者有着无尽疼痛、运动障碍和尿便功能问题。通过外科医生精湛的手术，我们见证了那些与这种复杂疾病作斗争患者的努力和功能康复。

最后，颈动脉狭窄是一个沉默且危险的疾病"杀手"。随着病程的延长，它不断囤积力量，最后致命一击常让患者终生残疾。神经外科团队通过抽丝剥茧的诊断方法和创新的治疗技术，即使面对潜在的危险，也致力于保护患者的生命。

当我们一同进入这段迷人的神经外科之旅时，我们希望读者、医疗专业人士和医学爱好者都能从北京大学人民医院神经外科的卓越工作中得到启发和灵感。他们对知识的不懈追求，对医术的不断提高和对患者的感同身受，已经成为患者对抗疾病道路上可以信赖的朋友和后盾。

刘如恩

目 录

第一章
面肌痉挛 ·· 1

● ● ● ●

第二章

三叉神经痛 ················· **21**

• • • •

第三章

周围性面瘫 ·· **39**

● ● ● ●

第四章

● ● ●

第五章

颅内肿瘤相关性矮小症 ···················· 89

••••
第六章
脊髓栓系 ················· **103**

● ● ●

第七章
骶管囊肿

● ● ●

第八章
颈动脉狭窄 ·· **157**

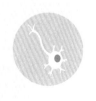

▶▶▶ 第一章

面肌痉挛

Q: 面部肌肉抽搐是怎么回事?

面肌痉挛（hemifacial spasm, HFS）也称为半面痉挛，是常常发生于一侧面部，患者不能自行控制的、间断发作的面部肌肉抽搐。疾病早期，主要表现为眼睑周围肌肉的抽搐，病情逐渐加重会累及一侧面部。发作时，患侧的面部就像手机开了震动一样不停抖动，而正常一侧的面部肌肉常常静止，没有反常的运动。需要注意的典型症状是面部肌肉抽搐时，眉梢一般不会低垂，普通人想要模仿这个情况是非常困难的。症状较重者，由于面部肌肉大幅度收缩，会出现口角向痉挛一侧歪斜的情况，这一点与面瘫患者口角向健康一侧偏斜存在本质上的不同。诊疗中，这个症状常被患者笼统地描述为"口眼歪斜"，也容易被患者混淆，需要特别注意。

Q: 面部肌肉抽搐有几种情况?

所谓的面肌抽搐，是指面部表情肌按照一定频率、间断的出现肌肉收缩，严重者甚至会出现持续性面肌收缩。在临床上我们可以看到患者额肌抽搐，眉梢上挑有点像挑衅的表情；眼轮匝肌抽搐，受累眼睛紧闭，双侧同时关闭就有点像眯眼睛，而单侧闭目就有点像小朋友做"鬼脸"。颧大肌、颧小肌（有时也称为苹果肌）的抽搐对面容影响较大，往往会影响表情的顺利表达，尤其是在情绪紧张的时候更如脱缰的野马不受控制。噘嘴、鼓腮、吸吮这些抽搐情形在面肌痉挛疾病中罕见，更多见于精神运动性发作类的疾病。一侧面部抽搐多见于面肌痉挛，双眼睑抽搐多见于梅杰综合征。总之，面部抽搐的不同形式可能对应不同疾病，

3

患者出现相应症状请及时就医。

Q: 面肌痉挛是什么引起的?

根据面肌痉挛的形成原因可将其分为原发性和继发性。临床上原发性面肌痉挛更为多见,一般是指面神经及邻近脑干区域蜿蜒盘曲的微细血管受到压迫,"点燃"了面神经的兴奋性而引起的面肌痉挛;而继发性面肌痉挛是指由面神经周围的肿瘤、炎症、粘连等疾病引起的面肌痉挛。

目前认为造成面肌痉挛的原因是在颅内面神经出脑干区域神经细胞缺乏神经外膜保护,对血管压迫十分敏感,受到病理刺激后异常放电从而引发痉挛。通俗地说,我们可以把神经和外膜比作衣袖和套袖。伏案工作最容易磨损的就是袖口和肘部,这就好比神经裸露容易发生病变,但是我们带上套袖以后,衣袖就不容易磨损了,这就好比神经外膜或髓鞘抵挡了外界的刺激和病变。由于生理特点,面神经在离开脑干的位置缺少髓鞘的保护,如果又恰好有小血管的持续刺激,天长日久就容易患面肌痉挛。

Q: 男性会患面肌痉挛吗?

在临床面肌痉挛患者中,女性比例大于男性,比例大约为2:1或者更高。所以男性患者也可能出现面肌痉挛。临床上,相对而言男性患者后颅窝的空间要大于女性,后颅窝内容物并不拥挤,因而造成面肌痉挛的责任血管常较粗大,甚至后颅窝最为主要的血管椎动脉直接压迫面神经敏感区域,故一般男性患面肌痉挛症状相对较重。

Q: 面肌痉挛有哪些表现？

面肌痉挛的常见症状为面部肌肉抽搐或收缩，通常表现为：①面部单侧发病，常较固定，偶尔会累及对侧；②发作过程不能自主控制，但是可通过反复闭目动作诱发；③通常无面部疼痛发作，极少数合并同侧面部三叉神经痛。

面肌痉挛通常从下眼睑开始发作，然后会扩展并影响同一侧的脸颊和口角。起初，上述面肌痉挛的症状偶尔发作，时有时无，但在症状出现后几个月到几年的时间里，症状可能逐渐加重，并几乎不断发生。面部两侧可能偶尔出现面肌痉挛，但是抽搐不会同时发生在脸部的两侧。

Q: 面肌痉挛的早期症状是什么？

面肌痉挛的早期症状常为开始于面部一侧眼睑的抽搐发作，也就是我们俗称的"眼皮跳"，其中下眼睑抽搐对诊断面肌痉挛更有意义。早期症状时有时无不太引起重视。早期面肌痉挛症状出现后的，症状可能逐渐加重，扩展到一侧面部，并且发作频率逐渐增加。

Q: 眼皮老跳是得了面肌痉挛吗？

老话说"左眼跳财，右眼跳喜"，家里的老人们也有一些偏方治疗眼皮跳——在上眼睑上夹一根小棍据说可以治病。由于认知存在偏差，通常所说的"眼皮跳"与精神紧张、疲劳、熬夜有关，通过适当休息、转移注意力，症状一般都能得到缓解。而有一种"眼皮跳"，症状时重时轻，数月后累及一侧面部，这种情况很可能是面肌痉挛，应到正规医院神经外科就诊以明确诊断，进而指导下一步治疗。

Q: 紧张时面部肌肉抽搐是怎么回事？

古语有云"相由心生"，其实翻译过来就是情绪、情感可以通过面肌活动表现出来。如果一种情绪持续时间长了，也会让患者面肌活动进入到某种刻板的状态，即所谓的"相"。近现代的神经科学研究表明，紧张、恐惧等心理活动受控于脑内的杏仁核，杏仁核与支配面肌活动的面神经核有着千丝万缕的联系。紧张的情绪可以影响面神经电活动，如果患者同时罹患面肌痉挛，就可能因为紧张造成面肌痉挛发作频率的增加。

Q: 面肌痉挛患者脸会疼痛或发麻吗？

面肌痉挛是由颅内微小血管对面神经压迫进而造成面神经敏感性升高所致。面神经中缺乏支配面部感觉的成分，面部绝大部分区域感觉受控于三叉神经。大多数情况下，面肌痉挛患者一般不合并面部疼痛，但有极少数患者存在巨大、迂曲变形的椎动脉，同时压迫面神经和三叉神经的易感区域，可出现罕见的痛性面部抽搐或面部感觉异常合并面肌痉挛。遇到此类情况，应到正规医院神经外科就诊。

Q: 什么是眼睑痉挛？

眼睑痉挛是指双侧支配眼睑肌肉间断或持续的紧张性强直，不能自如睁眼或频繁眨眼，此症状有点像眯眼，但不能自我控制。一般是由脑内神经核团异常放电所致。与面肌痉挛存在显著不同，目前的治疗方案有限，在一些大型神经外科中心可通过神经调控的方法进行治疗。

Q: 面肌痉挛、面肌麻痹、面瘫，这三种怎么从脸部外观上区分？

从普通人的视角看"口眼歪斜"一类的疾病大体就包括在面肌痉挛、面肌麻痹、面瘫诊断之中。需要指出的是，面肌麻痹和面瘫是面部肌肉失功能的两种叫法，概念上并没有本质区别。

面肌痉挛又称半面痉挛，一般是指患病一侧面部肌肉活动增加，表现为肌肉阵挛或节律性抽搐；早期可表现为眼睑抽动，随着病情进展累及一侧面部，口角由于病变侧肌张力升高，被动牵向病变侧。而面瘫（面神经麻痹）是指面神经或神经中枢病变，导致面部肌肉失功能、运动减弱或无法运动，表现为面部肌肉瘫痪、闭眼不全或面部不对称。面瘫患者一侧肌张力下降后，相对弱于正常侧肌肉张力，口角被动牵向正常侧。二者由于"口角歪斜"这个显著特征，让普通人常常误解不容易辨认，后续章节我们将详细解释面瘫类疾病，这里不作赘述。总之，出现"口眼歪斜"情形的患者应尽快就医，以明确诊断，避免贻误治疗。

Q: 脑供血不足会引起面肌痉挛吗？

在人类认识疾病的过程中，逐渐形成了一个认知体系，即所谓的病因"一元论"体系。其核心思想是说一种疾病只有一种最为根本的病因。通常我们所说的脑供血不足往往是因为先天或后天原因造成脑血管狭窄，脑血流量不足，脑细胞获得的氧和能量物质不能满足日常工作而产生的一系列症状。最常见表现为头晕，也可表现肢体乏力、黑蒙等。从疾病理论上来看，脑供血不足与面肌痉挛形成过程不同。年龄在50岁以上的患者，有可能同时患有这两种疾病，尤其是二者症状先后出现、症状相互叠加时，最容易让人觉得是一种病引起的另一种病。目前没有证据说明二者之间存在显性相关系。

Q: 小孩为什么会得面肌痉挛？

儿童原发性面肌痉挛的发病率较低，目前文献检索到的病例个案报道数量仍小于三位数，具体病因仍不清楚，但其发病机制与颅内血管对面神经易感区域压迫有关。显微面神经微血管减压手术仍可治愈儿童面肌痉挛。对于继发于颅内其他病变的儿童面肌痉挛也不罕见，并常伴有其他神经系统症状。由于原发性和继发性面肌痉挛的临床表现极为相似，常常不能予以区分，需要进行神经影像学检查获得确诊。

Q: 面肌痉挛只有脸部抽搐表现吗？

面肌痉挛的特点主要是一侧颜面的抽搐。由于面神经的分支还支配颈阔肌，也就是颈部皮肤下的肌肉，面肌痉挛严重的患者常常伴有颈阔肌的发作性痉挛，也就是颈部的皮肤发作性抽动。这些症状一般不会单独出现，往往与颜面部抽动同时出现。一些患者还伴有听力的变化。

Q: 面肌痉挛一开始都是眼皮先跳吗?

面肌痉挛起病早期一般是从眼皮跳动开始，尤其是下眼皮跳动和外眼角跳动更具有典型意义。病情发展逐渐累及一侧颜面部抽动。

Q: 脸部抖动就是面肌痉挛吗?

脸部抖动是描述性语言，临床上把这种现象称为面部抽搐、面肌痉挛和面部肌张力障碍。这些现象可对应不同的疾病，如①面肌痉挛：如前所述；②面瘫后的面肌联动：常先患有面瘫，在面瘫恢复期出现，症状与面肌痉挛不太容易区分；③心因性面部痉挛：无固定模式的运动，频率和强度多变，形式多变；④面部运动抽搐：除面部异常运动外也可累及四肢，并与发音抽动和抽动秽语综合征的其他特征有关；⑤面部肌肉颤搐：肌肉颤搐是小波状起伏的涟漪运动，发生在皮下并影响孤立的肌肉束；⑥眼睑痉挛（梅杰综合征）：如前所述。遇到面肌抖动的情况，应及时就医，以免贻误病情。

Q: 外伤会导致面肌痉挛吗?

理论上讲，面神经主干及分支刺激性病变可造成神经敏感性升高，存在诱发面肌痉挛的可能性。临床上，完全由外伤引起的面肌痉挛较为少见，但面部外伤关联的局部面肌抽搐并非少见。患者起病后的症状常轻微且很快消退，往往不能引起足够重视。一般外伤关联的面肌痉挛可短期自愈，只有经久不愈的患者需要临床治疗干预。

Q: 脑卒中会引起面肌痉挛吗?

我们常说的脑卒中,在临床上分为脑出血和脑梗死,是两类脑血管病变引起的脑组织损害疾病。通常脑卒中在脑内有一些好发位置,如脑叶、基底节等位置,可能会出现偏瘫、失语、感觉障碍等症状,一般不会引起面肌痉挛。

Q: 鼻炎、颈椎病会引起面肌痉挛吗?

鼻炎和颈椎病的发病原理与面肌痉挛不同,因此理论上不会引起面肌痉挛。但是鼻炎和颈椎病的患病率较高,同时伴有面肌痉挛是可能的。

Q: 面肌痉挛会导致失明吗?

面肌痉挛与眼睛失明是两种不同疾病,一般来说面肌痉挛不会造成眼睛失明,但是对于严重的面肌痉挛睁眼困难者或眼睑痉挛(梅杰综合征)患者,眼睑不能自由开闭,眼睛长时间处于失用状态,可能造成患侧眼睛视力下降或其他眼科疾病。

Q: 面肌痉挛会有流眼泪的症状吗?

面神经是一条混合神经,分别支配表情肌、二腹肌后腹、镫骨肌的运动、泪腺的分泌及舌前 2/3 味觉。面肌痉挛的确切机制尚不清楚,但有一点相对肯定,就是血管压迫造成面神经运动纤维及面神经核敏感性升高,也就是说面肌痉挛一般就表现为表情肌的抽搐,临床上较少见到泪液分泌异常及味觉倒错的患者。由于镫骨肌支配听小骨的运动,一些患者在早期可因镫骨的异常运

动而影响听力，可表现为伴面肌痉挛的耳鸣或听力轻微下降。而
有些血管压迫较为严重者甚至会影响到听神经功能，出现较为严
重的听力障碍。

如果患者存在泪液分泌倒错的同时伴有口－眼联动（一种类
似面肌痉挛的面部异常运动）应考虑是否有罹患面瘫的可能，建
议及时就医。

Q: 长期摄影会引起面肌痉挛吗？

使用传统相机拍照时，摄影师习惯单眼瞄准对焦。文献报道
指出，在这类人群中也可能出现间歇性眼睑痉挛，并且仅在单眼
对焦之后不久出现。这是一种特定任务的单侧眼睑痉挛形式，并
且肌痉挛逐渐蔓延至整个一侧面部。特定任务的半面痉挛，最终
演变为持续性半面痉挛。这类患者往往也存在颅内面神经血管之
间的相互扰动，通过显微血管神经减压手术可以治愈。

Q: 如何判断自己是否患有面肌痉挛呢？

目前对面肌痉挛的诊断主要通过其临床表现，有以下表现者
应引起重视及时就医：①单侧开始于上面部，突然、不自主的眼
睛闭合，典型者从下眼睑或外眼角开始出现痉挛。②痉挛逐渐蔓
延到整个面部、口周肌肉，最终是颈阔肌。③发作前多无先兆，发
作时表现为脸部肌肉的快速抽动，每次发作可持续数秒至数分钟，
间歇期如常人。④痉挛的频率及强度常因情绪紧张、寒冷、劳累等
因素加重，而休息或情绪稳定后症状缓解。⑤痉挛不受主观意志控
制，有的患者即使在睡眠时亦可持续不停。对于一些特殊类型的

患者，需要进行头颅 CT 或磁共振检查及面部电生理检查。

Q: 面肌痉挛需要进行头颅磁共振检查吗？

头颅磁共振检查的主要目的是排除其他颅内疾病。当然随着磁共振技术的提高，可以甄别到一些特定的面神经压迫血管，但是受磁共振在颅底成像分辨率的限制，一些小于 1 mm 的血管、紧邻神经的血管和被大动脉遮挡的血管不能清晰显示，这些不能清晰显示的血管中，有一些可能是责任血管，容易漏诊。因此拟进行显微血管神经减压手术的患者，应尽可能选择经验丰富的团队实施手术，以减少责任血管漏诊的概率。

Q: 面肌痉挛都需要进行哪些检查？

面肌痉挛的检查主要包括临床的面诊，如上所述。还包括头颅 CT 或磁共振检查和面部电生理检查。

Q: 面肌痉挛的最佳治疗时间是什么时候？

面肌痉挛的治疗时机不固定。根据我们的临床经验，早期面肌痉挛就诊者较少见，往往出现单侧面部痉挛者多见，病程数月至数年不等。一般手术治疗效果均较满意，建议及早手术治疗。

Q: 面肌痉挛怎么治疗？

面肌痉挛治疗方式包括非手术治疗和手术治疗两种。非手术治疗主要为对症治疗，通过对痉挛侧面肌进行肉毒杆菌神经毒素注射以缓解症状。前期疗效较好，容易复发，反复注射容易耐受治疗。手术治疗是目前治疗面肌痉挛的金标准，手术后即刻有效率超过90%，通过微创开颅手术在责任血管和面神经易感区域之间放置垫棉进行物理隔离，可有效治疗面肌痉挛。

Q: 面肌痉挛一定要手术吗?

面肌痉挛的病因在于颅内责任血管对面神经易感区域压迫，因此手术是面肌痉挛治疗的金标准。我们经常接诊的患者，往往尝试了各种治疗方法，疗效不佳，再选择手术治疗，寻医问药过程中走了不少弯路。

Q: 面肌痉挛多长时间才能治好?

面肌痉挛通过手术治疗，绝大多数患者在术后早期就可看到惊奇疗效。约90%以上患者术后即刻面肌跳动停止。其他不到10%的患者面部跳动在未来1～2个月也会逐渐消失。现代手术和术中监测技术的发展，给予术者和患者较多信心治愈此疾病。

Q: 面肌痉挛手术是大手术吗?

面肌痉挛手术在国家审定手术目录中属于四级后颅窝开颅手术，从这个角度来看是大手术无疑。但是对于操作熟练的手术团队，该手术时间可控制在1.5～2小时，从手术时间的角度上来看与一些中小手术无异。因此是否选择该手术更主要的是取决于患者对医生的信任程度。

Q: 面肌痉挛手术后为什么面部还抽动?

面肌痉挛显微血管神经减压手术后有部分患者面部仍然维

持跳动，常常有两种原因：①术中责任血管遗漏，尤其是术前磁共振检查未能发现的责任血管更容易遗漏；②延迟治愈，常因为面神经易感区域受压时间较久，神经出现变性，尽管实施了减压手术，短期仍不能改善，需要一定时间恢复。由于两种情况相互干扰，不容易厘清，建议选择经验丰富的团队进行手术。

Q: 面肌痉挛患者吃什么药？

目前用于面肌痉挛治疗的口服药物包括抗惊厥药，如卡马西平、氯硝西泮、加巴喷丁和其他药物（如巴氯芬、抗胆碱能药和氟哌啶醇）。口服药物疗效不确切且副作用较多。

Q: 面肌痉挛应该怎样预防？

有多种学说解释面肌痉挛的发生机制，一些预防方案在疾病早期可以起到作用，如避免情绪激动、积极控制血压以避免剧烈波动等。

Q: 面肌痉挛会对身体造成哪些影响？

原发性面肌痉挛属于慢性病，渐进发展，首先影响患者的表情、容貌，造成社交障碍，严重时可引起患者心理方面的疾病。痉挛严重时可造成眼睑遮蔽，甚至可影响视力。对于继发性面肌痉挛患者，治疗原发疾病更为重要，需要临床检查予以明确，并进行积极恰当的治疗。

Q: 面肌痉挛不治疗会不会产生严重后果？

面肌痉挛往往由于症状起病，渐进发展，尤其在早期症状较为轻微，对于一些患者的日常生活干扰不大。经常会有患者觉得治疗或不治疗都无所谓。可是，该疾病属于慢性病，渐进发展后往往会对身心健康产生影响。而且继发性面肌痉挛也占有一定比例，如不到医院明确诊断往往会贻误病情，建议面肌痉挛患者到正规医院完善诊疗，争取早治疗、早恢复。

Q: 面肌痉挛的危害大吗？

面肌痉挛早期的轻微症状容易使患者掉以轻心，认为面部抽搐可以忍受。但事实上这类疾病与其他的疾病存在交叉，如不进行临床诊疗可能贻误病情。而且疾病的逐渐进展往往让患者对不受控制的面部抽搐失去耐心和自信，尝试各种非手术治疗方法，却不能获得满意疗效，这是多数手术患者的心得。希望患此类疾病的患者引以为戒，在治疗上少走弯路。

Q: 面肌痉挛手术后面瘫了怎么办？

患面肌痉挛的患者首先不要紧张，及时到正规医院诊疗专科进行疾病面诊，明确诊断。绝大多数原发性面肌痉挛患者通过显微神经血管减压手术可以得到治愈。

Q: 面肌痉挛会对生活造成什么影响？

面肌痉挛最为直接的影响是患者面部表情异常，这对患者从事窗口性工作及有社交需求的工作影响甚大。由于面肌痉挛是慢性病，反复高频率的面神经核团放电对普通患者神经心理的潜在影响也不容忽视。因此患病后应及时就医，避免贻误病情。

Q: 面肌痉挛到底能不能治好？

面肌痉挛治疗手段的多元性和疗效的参差不齐是造成患者对面肌痉挛治疗效果持怀疑态度的主要原因。目前显微血管神经减压手术治疗面肌痉挛是国内外公认的金标准，术后面肌痉挛即时缓解率超过 90%。相对于其他疾病，面肌痉挛手术治愈率还是蛮高的。但是，人体结构千差万别，从我们团队的手术经验来看，面肌痉挛患者后颅窝空间小于普通人群，血管分支的复杂度要显著高于普通人群，手术团队对于这些复杂结构的解剖认识程度的高低也是手术成败的重要原因。因此患有面肌痉挛的患者，应向专业团队咨询，少走弯路。

Q: 面肌痉挛可以自愈吗？

诊断为原发性面肌痉挛的患者需要通过手术才能治愈，原因如本章中"面肌痉挛是什么引起的？"，故自愈的情况较罕见。而症状性的"眼皮跳"，通过适当休息往往可以自行缓解，不需要特殊治疗。但是面肌痉挛早期症状与症状性"眼皮跳"不容易区分，需要就医明确诊断。

Q: 面肌痉挛很难治好吗？

显微血管神经减压手术治疗面肌痉挛的效果非常明显，国内外大宗病例报道显示手术后即时缓解率一般都超过 90%，而且在一些神经外科专科中心，术后缓解率更高。至于面肌痉挛给患者留下难治的刻板印象，多由目前面肌痉挛治疗手段的多元化、求医过程曲折所致。出现"眼皮跳"的情况，应到神经外科专科进行就诊。

Q: 面肌痉挛患者有哪些饮食忌口?

我们知道人体对来自异体的蛋白会存在不同程度的反应,当症状较为严重时称之为变态反应。存在食物变态反应者,应在围手术期禁忌食用相应食物。而对于一些患者,虽然无明确食物变态反应,进食某些动植物蛋白后会有不适反应,也应考虑禁忌食用。如无上述情况者,治疗期间一般不需特殊忌口。

Q: 面肌痉挛手术后如何康复?

面肌痉挛手术后需要注意几个问题。①手术切口的愈合:后颅窝手术出现脑脊液外渗的比例要高一些,一定程度上会影响手术切口愈合,必要时可考虑理疗促进恢复。②手术后面瘫:原因是多方面的,可能与手术牵拉、缺血、抵抗力下降,病毒释放等因素有关。由于面神经完整性无碍,通常在术后一段时间自行改善。③视物成双,由于外展神经与面神经易感区关系密切,在进行面肌痉挛手术后局部解剖的变化可能部分影响到外展神经功能,通常经过一段时间修复,也能自行恢复。

Q: 面肌痉挛对容貌有影响吗?

面肌痉挛对容貌影响较大,尤其是疾病累及一侧面部、症状频发时,对患者社交影响较大。由于疾病特点,不受大脑主观控制,往往会对心理健康产生影响。建议患病后及早诊断和治疗。

Q: 面肌痉挛有哪些护理要点?

面肌痉挛手术后效果非常明显,度过围手术期后,一般不需要特殊护理措施。患者可根据个人情况，进行适当按摩和训练，以缓解由于长期面肌痉挛引起的双侧面部不对称。

Q: 面肌痉挛患者的运动方式有哪些？

面肌痉挛手术患者，术后 1 ~ 3 个月应避免高强度体力活动，如奔跑、跳跃、游泳、广场舞等，选择较为温和的运动方式，对手术后恢复有帮助。

Q: 面肌痉挛手术患者日常生活中应该注意什么？

面肌痉挛手术后，一般应注意保持手术切口清洁，避免污染和汗液浸渍。拆线后 1 ~ 2 周注意手术切口愈合情况。随着术后组织修复，面肌痉挛手术对患者带来的影响逐渐消散，应积极的回到原有的社会生活中。

Q: 面肌痉挛患者可以吹空调吗？

面肌痉挛是面神经异常放电的结果。控制面神经运动的面神经核团和三叉神经之间存在千丝万缕的联系。三叉神经主要是头面部感觉，因此，一些不恰当的温度刺激，可以引起面肌痉挛发作程度和频率的加剧。由于不同人的适应力不同，作为常规预防推荐，避免空调直接吹头部。

Q: 锻炼或运动对缓解面肌痉挛有效果吗？

面肌痉挛是面神经异常放电的结果，物理性的锻炼和运动可以提高机体免疫力，对于面神经核团的异常放电并不能产生直接作用。由于面肌痉挛早期存在症状波动和发作频率不高的特点，缓解期恰好与健身锻炼过程耦合，容易误认为对缓解面肌痉挛有效。因此，当出现较长时间眼角抽动时，应就医确诊。

Q: 面肌痉挛患者能吃南瓜吗?

现代医学研究发现，面神经中支配舌部味觉的神经，在正常情况下与面神经运动支并行，二者不发生交互作用。但在炎症、免疫变化情况下存在诱发面神经敏感性升高的可能。一般认为，只要个体对摄入饮食没有明确过敏史，没有食物不耐受情况，面神经感觉支就不会出现相应病变并影响到面神经运动支。通俗地说，面肌痉挛患者患病前饮食正常，患病后也依旧可以进食。

Q: 得了面肌痉挛，生孩子时能顺产吗?

原发性面肌痉挛患者主要病因在于颅内微血管对面神经易感区域的压迫，一般对患者的妊娠和生产不产生直接影响。但是由于一部分患者可能存在继发性病因，需要进行临床评估。

Q: 面肌痉挛属于重病吗?

从病情上来说，原发性面肌痉挛是主要影响患者面容表情的神经功能性疾病，而非神经失能性疾病；而继发性面肌痉挛可能伴有颅脑肿瘤、血管类疾病等。是否属于重病需要厘清，而不能一概而论。从疾病报销范围来讲，面肌痉挛的治疗是在基本医疗保险报销范围内的疾病，商业保险是否能够报销需向投保公司咨询。

Q: 面肌痉挛患者挂什么科？

面部的疾病可以有多科交叉。面肌痉挛患者首先考虑挂神经外科。

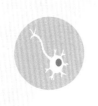

▶▶▶ 第二章

三叉神经痛

Q: 三叉神经痛是怎么个疼法？

典型的三叉神经痛表现为面部突发短暂的、剧烈的、电击样或刀割样的疼痛。通常会有明确扳机点，扳机点又称为"触发点"，就像灯的开关，触碰这个位置就会引起疼痛。扳机点常位于鼻翼附近或口腔内，轻轻触摸、进食、刷牙、洗脸都可诱发疼痛。三叉神经痛早期服用卡马西平效果良好。非典型的三叉神经痛则不一定完全具备典型三叉神经痛的特点，常表现为慢性疼痛，典型疼痛基础上出现烧灼样的疼痛，卡马西平治疗效果不佳，并且持续时间长。三叉神经痛一旦发作起来，寝食难安，非常痛苦。

Q: 三叉神经痛是哪里痛？

三叉神经痛出现于一侧三叉神经支配的面部，范围大体上以发际线作为分界，以手拇指、示指和中指，分别伸向同侧脸部的额、眼角和口角之间和下颌区域，可大致代表三叉神经眼神经、上颌神经、下颌神经的支配区域。疼痛以眼角和口角之间（上颌神经支配区域）、口角以下区域（下颌神经）常见。疼痛偶尔出现在眼角连线以上的区域（上颌神经）。

Q: 三叉神经痛为什么右侧痛居多？

关于三叉神经痛具有偏侧性的报道由来已久，一般认为右侧多于左侧。虽然有各种假说解释这种特殊情况，但目前还没有最终结论。一般认为，右侧圆孔和卵圆孔（三叉神经穿出颅骨的孔道）狭窄可能是造成这种现象的原因，但也缺乏明确的科学证据支持。就目前科学研究观点认为，微血管神经压迫是造成三叉神经痛的元凶，可通过微创手术解决。

Q: 三叉神经痛的早期症状是什么？

典型的三叉神经痛早期表现为面部阵发的、剧烈的、电击样或刀割样的疼痛，疼痛通常"来得快，去得快"，一次发作持续数秒钟或十几秒，发作间期没有面部不适的感觉。通常会有明确扳机点，常位于鼻翼附近，轻轻触摸可诱发疼痛。早期服用卡马西平效果良好。

Q: 三叉神经痛到底是什么病？

三叉神经痛是一类功能性颅神经疾病，如果检查中发现是由其他肿瘤、疱疹病毒、神经变性等病变引起的，我们称之为继发性三叉神经痛。除此之外的三叉神经痛常常由血管神经压迫引起，也有少数病因不明。

Q: 三叉神经痛分几种？

国际头痛学会和国际疼痛协会将三叉神经痛分为 3 种类型：经典型、继发型和特发型。最常见的经典型是由三叉神经根的颅内血管压迫引起，责任血管通常是脑内的血管，最常见的是小脑上动脉或小脑前下动脉，它的压迫会引起相邻三叉神经根的形态学变化。继发型三叉神经痛约占总病例的 15%，是由其他神经系统疾病导致的，如多发性硬化症或桥小脑角肿瘤等。无明显神经系统病因的三叉神经痛归为特发型三叉神经痛，约占所有病例的 10%。

在临床工作中，经常根据疼痛类型将三叉神经痛分为典型性三叉神经痛和不典型性三叉神经痛。典型性三叉神经痛性质剧烈、突然发作、持续时间短、存在扳机点，对卡马西平治疗效果良好；不典型性三叉神经痛持续时间长，存在烧灼痛等"背景痛"，对卡马西平治疗效果差，扳机点不明确。

Q: 为什么三叉神经痛在冬天严重？

一般三叉神经痛早期对寒冷刺激较为敏感，微风拂面都可以诱发疼痛。但是随着疼痛发作越来越频繁及不典型发作的出现，往往出现与情绪关联的现象。这时候，不愉快的体验也可以使疼痛感觉更严重。

Q: 三叉神经是什么神经？

三叉神经是十二对颅神经之一，也是最粗的颅神经。之所以称为三叉神经，是因为它在穿出颅骨的位置分为三个主要分支：眼神经、上颌神经和下颌神经。它是面部最主要的感觉神经，面部的痛、温、触觉及面部肌肉活动的本体感觉都由它管理。它还包括一个运动分支，伴随下颌神经管理咀嚼肌的运动。

Q: 三叉神经痛受什么影响？

三叉神经痛的发作频率、程度受多种因素影响，比如疲劳、虚弱、情绪抑郁时可能会促进疼痛的发作。诱发疼痛的刺激大多数是面部的非伤害性刺激，如清风拂面、洗脸、刷牙、漱口、进食等。

Q: 三叉神经痛疼起来像带电的感觉是怎么回事?

三叉神经痛的发作确实是因为"电"紊乱导致的。突然、剧烈且非常短暂(＜1秒至2分钟,但通常为几秒)的阵发性疼痛,被描述为"电击"或"过电",是三叉神经痛的主要特点之一。神经信号传递本质是一种生物电现象,生物电的传递速度通常是每秒十几米到几十米不等,这是由神经纤维自身电活动特点决定的。神经纤维被一段段髓鞘包裹,电信号在节段之间跳跃传递。当三叉神经的髓鞘受到血管压迫出现退变不完整时,可形成环形回路,类似信号放大器的原理。此时,即使是触摸所产生的微弱电信号在途经神经受压迫病灶区时也会汇聚、放大、爆发,扩散至全部神经,此时就会产生迅速的类似带电的感觉。只有当压迫解除时,这种病变机制得到缓解,生物电信号的传递才会恢复正常。

Q: 三叉神经痛为什么晚上感到更疼?

三叉神经痛常称为"天下第一痛",任何时间发作都很痛。感觉夜间痛明显的主要原因是由于夜间环境安静,对任何感觉变化都比较敏感。

Q: 吃什么会诱发三叉神经痛?

目前认为造成三叉神经痛的主要原因是微血管压迫、神经退行性改变如多发硬化等,以及疱疹病毒感染和继发症状、其他肿瘤压迫等。一般饮食因素并非三叉神经痛的关键致病因素。但是三叉神经痛患者口腔感觉敏感性升高,辛辣、冷热或其他机械刺激都可诱发三叉神经痛症状。

Q: 多大年纪会患三叉神经痛?

三叉神经痛的患病率为 0.16% ~ 0.3%，每年发病率为（12.6 ~ 27.0）/10 万。女性（60%）发病率高于男性（40%），平均发病年龄为 53 ~ 57 岁。

Q: 三叉神经痛是怎样引起的?

常见的三叉神经痛类型为典型三叉神经痛，是由血管压迫神经导致神经脱髓鞘所致。"点燃学说"是目前较容易被接受的理论观点。简言之，当神经纤维的髓鞘出现病变后，局部的生物电活动频发，当超出一定范围（临床称之阈值），"出轨"的电活动与其他神经纤维之间发生串扰。正常感觉电信号途经此处，异常电活动像火焰一样被点燃并迅速扩散至部分甚至全部三叉神经，表现为强烈的、近乎爆发性的疼痛。因此，理论上三叉神经痛的患者最为有效的治疗手段是通过显微神经血管减压手术进行治疗。

Q: 如何区分三叉神经痛和偏头痛?

三叉神经痛常常局限在一侧的面部，有典型发作表现，如上所述。而偏头痛顾名思义是头部疼痛，极少涉及面部，偏头痛的疼痛性质远不如三叉神经痛剧烈，且不局限于一侧，多为胀痛、闷痛，有些患者描述为"头部发紧""紧箍感"，持续时间一般较长。有些患者偏头痛发作时有恶心、呕吐等反应。

Q: 三叉神经痛和牙痛的区别是什么?

典型三叉神经痛特点如前述，与牙痛不一样。牙痛一般是炎症性疼痛，常与龋齿、牙周炎等口腔科疾病有关，表现为钝痛、酸痛，持续时间长，口服非甾体抗炎药物有效。而三叉神经痛口服非甾体抗炎药物常常无效。

Q: 患有三叉神经痛为什么会耳朵疼？

三叉神经痛一般很少引起耳朵疼痛。耳朵痛的原因有多种，其中与神经性疼痛相关的原因包括舌咽神经痛、中间神经痛等。需要专业医生帮助鉴别。

Q: 三叉神经痛和三叉神经炎的区别是什么？

三叉神经痛不是一般意义的三叉神经炎性病变，有自身特点，其疼痛不能通过抗炎药物治疗。三叉神经炎是一类神经炎性病变，病因包括疱疹病毒感染等，经过抗病毒治疗，多能治愈。

Q: 长智齿会引起三叉神经痛吗？

人类智齿生长引起的疼痛一般不会造成典型三叉神经痛。但是口腔的多数感觉由三叉神经支配，因此疼痛迁延不愈时可表现为三叉神经支配区域的疼痛，但与典型三叉神经痛有显著不同。

Q: 三叉神经痛应该做哪些检查？

三叉神经痛常用的检查为头部磁共振扫描，常用于确定三叉神经痛是否由多发性硬化或肿瘤所致。一些情况下，可以进行脑部血管的磁共振成像检查，能够帮助判断颅内血管与三叉神经的关系。

Q: 三叉神经痛为什么要做 CT 检查？

头颅 CT 检查主要用于排除一些继发性三叉神经痛，如肿瘤、血管瘤或其他占位性病变引起的三叉神经痛。相对而言，CT 和磁共振检查各有侧重点，CT 对高密度病变及颅骨的病变显示清晰，而磁共振对脑组织、血管病变显示清楚。

Q: 三叉神经痛如何治疗？

目前三叉神经痛的治疗主要分为手术治疗和非手术治疗。非手术治疗主要通过口服卡马西平、加巴喷丁等药物控制症状，这类药物的特点是非选择性抑制细胞膜 Na^+ 通道工作，也就是我们之前讲的生物电活动的工作基础。由于是非选择性，全脑细胞都可能受到影响，突出的副作用是头晕、头部不适感。临床经常采用的手术治疗包括显微神经血管减压术、伽马刀放射治疗、选择性射频热凝术、经皮穿刺球囊压迫术等。这些手术治疗方案中以显微神经血管减压术为代表，是非损伤性治疗方案，手术原理是将三叉神经和血管用特氟龙垫片分隔开，术后无痛时间最长，复发率最低。而伽马刀放射治疗、选择性射频热凝术、经皮穿刺球囊压迫术均为神经损伤性治疗，通过不同程度破坏疼痛感觉神经纤维而起到减少疼痛的目的。

Q: 三叉神经痛吃什么药？

一般认为，神经细胞膜 Na^+ 通道工作状态是神经信号传递的基础。卡马西平、加巴喷丁等药物可通过抑制 Na^+ 通道工作状态，抑制生物电信号传递，从而也就相对提高了我们之前讲过的

"点燃机制的阈值"。三叉神经痛产生的异常放电受到压制，也就起到缓解三叉神经痛的目的。此类药物对典型三叉神经痛早期治疗效果良好，后期由于出现耐药现象，患者服用剂量升高、副作用明显，往往不能继续控制三叉神经痛发作。

Q: 单纯依靠吃药可以治好三叉神经痛吗？

药物治疗可作为三叉神经痛前期治疗的替代方案，吃药主要是控制疼痛症状，并非是针对病因的治疗，因此单纯吃药很难治愈三叉神经痛。当出现药物治疗效果不佳、药物副作用明显时应考虑手术治疗。

Q: 三叉神经痛最好的治疗方案是什么？

三叉神经痛目前较为明确的发病机制是颅内血管对三叉神经的压迫作用。因此最佳的治疗方案就是通过显微神经血管减压手术进行治疗，可以达到标本兼治的目标。

Q: 三叉神经痛怎么根治？

典型三叉神经痛，目前研究认为最为有效的治疗方案就是通过显微神经血管减压手术进行治疗。显微神经血管减压手术后，即刻疼痛缓解率超过90%，术后5年不服药物的无痛状态可达到70%以上。显微神经血管减压手术被公认为三叉神经痛治疗的金标准。

Q: 三叉神经痛怎么按摩？

三叉神经痛的发病机制如前所述，传统医学治疗方法往往效果不佳，并且有效率也往往达不到显微神经血管减压手术的治愈效果。长期的三叉神经痛患者面部僵硬，发作间期适当按摩可以在一定程度上缓解症状，但是在发作期，面部按摩往往会诱发症状，并不建议进行。

Q: 不开刀能治好三叉神经痛吗？

在三叉神经痛早期，有时症状间断出现，间歇期患者往往无症状。但是随着病情的进展，症状复现或持续发作，辅助治疗手段往往不能达到理想的治疗效果。因此对于广大患者来说，选择一种确实有效的治疗手段应听取专业团队医生的建议。

Q: 三叉神经痛术后应该吃什么药？

三叉神经痛进行显微神经血管减压手术后，不服药无痛状态可达到 95% 以上。一般来说，不需要继续服用卡马西平类的药物，对于少数疼痛复发的患者可考虑继续口服卡马西平。

Q: 孕妇患三叉神经痛如何治疗？

一般来说，三叉神经痛平均发病年龄为 53 ~ 57 岁，妊娠合并三叉神经痛概率较低。但也有年轻女性患三叉神经痛，术前应进行详细检查，如为继发性三叉神经痛且有明确占位性病变，可考虑手术，如为经典型三叉神经痛也可考虑进行显微神经血管减压手术治疗。卡马西平类药物具有致畸作用，妊娠及哺乳期间属于禁用药物，不建议使用。

Q: 患有三叉神经痛和鼻炎，应该怎么治疗？

三叉神经痛和鼻炎是两类不同疾病，根据症状强弱和对患者困扰情况的排序先后治疗即可。

Q: 三叉神经痛手术治疗有哪些并发症？

三叉神经痛显微神经血管减压手术治疗的常见并发症包括面部的轻微麻木感、脑脊液漏、手术切口愈合不良等，严重并发症的发生比例较低，总之手术相对安全。

Q: 三叉神经痛有什么严重后果？

典型三叉神经痛如果不进行手术治疗，症状可能逐渐增加，发作频率逐渐增加。三叉神经病因由于长时间不能祛除，可能出现神经退行性改变，出现非典型三叉神经痛的症状特点，如烧灼痛、"背景痛"等，持续时间和频次更为复杂。长期疼痛折磨可能使人注意力涣散、情绪低落、沮丧、抑郁，严重的抑郁可能导致自杀倾向。

Q: 三叉神经痛能治愈吗？

通过三叉神经显微神经血管减压手术，三叉神经痛即刻治愈率大于 95%，5 年不服药无痛状态仍可达到 75% 以上，被认为是三叉神经痛治疗的金标准。

Q: 三叉神经痛对身体有什么危害？

过去认为三叉神经痛只是面部疼痛折磨，甚至被外国人形象称为"面部酷刑"。随着科技的进步与发展，我们逐渐认识到三叉神经与大脑功能和结构乃是一个整体。已经有影像学证据表明，频繁发作的三叉神经痛可造成脑皮质厚度、脑纤维束传递效率和脑功能的变化。临床证据也表明，三叉神经痛患者常常伴有情绪低落、抑郁等性格改变。应予以早期治疗。

Q: 三叉神经经常痛严重吗?

普通人一般理解不了三叉神经痛患者的痛苦，甚至认为这些患者是无病呻吟。三叉神经痛究竟有多痛，因人而异，很难达成一致的标准。我们可以通过一种称为"视觉模拟疼痛量表"的方法进行测量。该量表类似一把尺子，最左侧无痛，最右侧满痛10级无法忍受。三叉神经痛患者的经历一般都能轻松达到满痛10级，而分娩痛和肋骨骨折的疼痛患者评价一般达不到10级。从一组数据我们也能大体了解三叉神经痛的剧烈程度。三叉神经脑池段直径 3 mm 左右，距离脑干最近，是最粗的颅神经。投射到脑干神经元太多以至于如果集中形成神经核团都会使脑干增宽、颅腔结构改变，只能沿着脑干纵向呈一条束排列。而支配全身外所有周神经的脊髓直径总共只有 1 cm，感觉神经束只占一小部分。从这个角度讲三叉神经痛的瞬时疼痛强度比全身任何部位的疼痛都更剧烈。

Q: 三叉神经痛的治愈率高不高?

通过三叉神经显微神经血管减压手术，三叉神经痛即刻治愈率大于95%，5 年不服药无痛状态仍可达到75% 以上，可被认为是三叉神经痛治疗的金标准。

Q: 怎样预防三叉神经痛?

三叉神经痛是一种神经功能性疾病。影像学检查不能发现实质性病变。三叉神经痛的病理机制一般认为是由颅内血管对三叉神经易感区域压迫造成的。这种压迫往往与老龄化、血管复杂程度和血管迂曲硬化存在一定关系。我们认为预防高脂血症、高血压、糖尿病的健康的饮食习惯可有助于预防三叉神经痛。

Q: 多久能彻底治好三叉神经痛?

通过三叉神经显微神经血管减压手术,三叉神经痛术后即刻治愈率大于 95%,5 年不服药无痛状态仍可达到 75% 以上。

Q: 三叉神经痛手术后会有后遗症吗?

三叉神经痛手术治疗的早期可伴有感觉麻木等情况,随着时间延长,这些症状也会逐渐消失。由于三叉神经痛显微神经血管减压手术不是神经损伤破坏性手术,一般不会有后遗症。

Q: 三叉神经痛可以自愈吗?

三叉神经痛的致病机制同前,如果临床诊断为三叉神经痛,基本不会自愈。但是由于三叉神经痛早期可以有症状假愈期(间歇期),往往被误认为通过其他疗法获得治愈或自愈,需引起重视,应到正规医院进行规范治疗。

Q: 三叉神经痛会遗传吗?

尽管目前大多数文献报道未提及三叉神经痛的遗传学特点,

但一般认为 1%～2% 的三叉神经痛病例具有家族集中的趋势。

Q: 运动对三叉神经痛有什么影响?

患三叉神经痛时，洗脸、进食和漱口、刷牙都会引发症状发作，因此不推荐进行剧烈运动。

Q: 三叉神经痛患者有什么忌口?

一般不建议三叉神经痛患者进食冷热、刺激性食物，建议忌烟禁酒。

Q: 三叉神经痛患者能吃什么菜?

三叉神经痛患者由于剧烈疼痛影响进食，甚至一部分患者摄入不足，身体消瘦。建议进食高蛋白、营养均衡的食物，避免进食辛辣刺激的食物。如出现以上情况，不主张自行疼痛管理，建议就医治疗。

Q: 三叉神经痛患者吃什么有营养?

三叉神经痛治疗的关键是及早诊断和针对性治疗，症状缓解后，日常生活可以迅速恢复正常。因此，不主张自行疼痛管理和各种食补。

Q: 三叉神经痛患者能喝酒吗?

三叉神经痛患者，酒精可以直接刺激口腔黏膜三叉神经末梢，可诱发症状，建议忌酒。

Q: 三叉神经痛患者可以吃什么补品？

三叉神经痛治疗的关键是及早诊断和针对性治疗，症状缓解后，日常生活可以迅速恢复正常。因此，不主张自行疼痛管理和各种食补。

Q: 三叉神经痛患者能喝什么茶？

三叉神经痛治疗的关键是及早诊断和针对性治疗，症状缓解后，日常生活可以迅速恢复正常。茶饮以不影响日常生活节律为宜。

Q: 吃什么能缓解三叉神经痛？

三叉神经痛治疗的关键是及早诊断和针对性治疗，症状缓解后，日常生活可以迅速恢复正常。因此，不主张自行疼痛管理和各种食补。

Q: 三叉神经痛患者可以吃什么水果？

三叉神经痛治疗的关键是及早诊断和针对性治疗，症状缓解后，日常生活可以迅速恢复正常。因此，不主张自行疼痛管理和各种食补。常见的水果成分一般不会对疾病产生干扰，但患者如同时患有其他基础疾病，应咨询相关专科医生。

Q: 三叉神经痛是不治之症吗？

三叉神经痛属于功能性神经疾病一类，早期疗效满意。通过三叉神经显微神经血管减压手术，三叉神经痛术后即刻治愈率大于 95%，5 年不服药无痛状态仍可达到 75% 以上。并非是传统意义的不治之症，应树立战胜疾病的信心。

Q: 给家属的忠告

三叉神经痛可以治愈，三叉神经痛是人类最痛的疾病，患者不是诈病，患者往往出现情绪、情感和性格的变化，需要家人的理解与抚慰。三叉神经痛症状通过手术治疗可以得到满意缓解，应树立患者战胜疾病的信心。

Q: 三叉神经痛患者日常生活中要注意什么？

三叉神经痛患者疼痛发作有很多诱发因素，扳机点受刺激时容易发作，因此平时要加以注意。①饮食宜选择质软、易嚼的食物，不宜食用刺激性食物、过酸或过甜食物及寒性食物等，饮食营养应均衡。②注意头、面部保暖，保持情绪稳定，不宜激动，保持充足睡眠。

Q: 三叉神经痛如何护理？

三叉神经痛患者应避免面部冷风直吹，避免情绪波动，避免食用各种辛辣、刺激的食物，避免抽烟喝酒。患者的日常饮食要富含蛋白质和维生素。

Q: 三叉神经痛属于神经科疾病吗？

是的，三叉神经痛可通过神经外科手术进行治疗。

Q: 三叉神经痛一般的治疗费用是多少?

三叉神经痛手术治疗费用一般在 4 ~ 5 万元。随着国家医保政策全覆盖和各种控费政策出台,个人负担比例呈下降趋势。

Q: 三叉神经痛挂什么科?

神经外科。

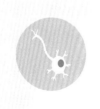

▶▶▶ 第三章

周围性面瘫

Q: 什么是面瘫?

面瘫一般是指面部肌肉无力,主要是由管理面部肌肉的面神经暂时或永久性损伤所致。当面部神经由于各种病因出现损伤时,大脑对面部肌肉的指令就不能通过神经送达,面部肌肉也就不能正常收缩运动以产生相应的表情。这就好比家里联网的通信光纤,一旦折断了,电脑、手机就上不去网了。患者得了面瘫,往往会影响眼睛和嘴巴的运动,主要表现为:①闭眼时眼皮不能闭全,眨眼不灵活,眼球结膜长期外露容易得结膜炎、角膜炎,严重的甚至失明;②嘴巴关闭不全,活动不灵,容易流口水,腮内存留食物,口角歪斜;③笑容消失,管理笑容的"苹果肌"也因为面瘫失效,不协调的表情容易让患者情绪焦虑、远离社交甚至是工作岗位。面瘫严重程度不同:有时仅影响面部的下半部分,有时会影响面部的整个侧面,有时会影响面部的两侧。

Q: 面瘫有哪些类型?

面瘫按神经受损的位置可分为周围性面瘫和中枢性面瘫。所谓中枢性面瘫,就是神经受损在脑干或更高级的中枢。我们把小区的网络比作人的大脑,家里断网类比成面瘫。如果问题是出在小区的服务器上(上级网络),那么不只自家上不去网,小区别人家也是断网状态。也就是说,中枢性面瘫患者不仅仅有面瘫症状,还存在其他的神经功能缺失,如伸舌歪斜、言语不利、视野缺损、肢体运动障碍等。此外,中枢性面瘫还有以下特点,面瘫以眼角线以下的1/4面部为主,而上部额纹不受影响;神经损害,发生在面瘫症状的对侧。而周围性面瘫,临床上主要表现为受累及神经同侧的面肌无力。这就好比说，网络故障出现在自家入户网线上，小区其他住户没有问题。尽管如此，面瘫症状还有轻型和重型、部分性和完全性、急性和慢性、新发型和复发型、原发型和继发型之分。当出现面瘫时，建议及时就医，避免贻误治疗。

Q: 为什么会得面瘫?

周围性面瘫也称为面神经麻痹，是一类以单侧面肌无力为突出临床表现的疾病。引起面瘫的病因很多，传统理解的"受风"在现代病因学中并找不到专有名词，但是吹空调或电扇会引起面瘫往往是因为疲劳等引起机体的抵抗力下降，一些潜伏的病毒释放，以及寒冷刺激引起血管痉挛，使神经缺血、水肿、受压，造成神经功能失用而致，"受风"只是个诱因罢了。

Q: 面瘫是否能够预防?

通常来说，造成的面瘫的原因有多种，除了上文说到的"受风"外，还包括病毒感染性面瘫、中耳炎性面瘫、外伤性面瘫、手术后面瘫、神经变性疾病、免疫性疾病等。要防范所有病因造成的面瘫并非易事。但是常见的周围性面瘫一般是临床称为"贝尔麻痹"的特发性面瘫，往往与所谓"受风"有关。因此，注意保暖，避免面部受凉，避免长期紧张劳累造成抵抗力下降，是一些有效的预防手段。

Q: 面瘫患者有什么症状?

周围性面瘫最为突出的临床表现是一侧面部表情肌无力甚至

完全瘫痪。临床上表现为：①静态的不对称，即所谓"口眼歪斜"，眼裂增大，鼻唇沟变浅消失，口角歪向健康一侧。②动态运动的无力，一侧额纹消失，闭目不全，皱眉无力，噘嘴无力，微笑时病变侧肌肉无力且被拽向健康侧，口角不自主流口水，口颊存留食物。③自我感觉，肌肉无力可能也影响到本体感受器，患者常主诉受累一侧面部疲乏、紧张等不适。

Q: 什么病会导致面瘫？

导致周围性面瘫的病因较多。①特发性面神经麻痹：一种特发性疾病，其病因尚未明确，可能与面部受凉后抵抗力下降、病毒释放有关。②病毒感染：如亨特综合征，由面神经膝状神经节潜伏水痘－带状疱疹病毒激活所致，常伴有耳部疼痛和疱疹形成。③手术原因：如在听神经瘤或面神经肿瘤或腮腺手术时损伤面神经。④细菌原因：如莱姆病或中耳感染。⑤神经系统疾病：如神经纤维瘤病2型或吉兰－巴雷综合征。⑥创伤性损伤：如脑部、颅骨或面部骨折。⑦先天性疾病：宫内的面部神经或肌肉发育异常。⑧罕见的遗传综合征：如Moebius综合征或CHARGE综合征。⑨脑卒中：一般我们把脑卒中导致的面瘫称为中枢性面瘫，其临床特点与周围性面瘫略有不同（如前所述）。

Q: 什么是贝尔麻痹？

贝尔麻痹这个名字是为了纪念19世纪的苏格兰解剖学家和外科医生查尔斯·贝尔爵士，他发现切断第七颅（面）神经会导致面瘫。在贝尔麻痹中，面神经会因为发生面神经炎出现水肿，水肿受到岩骨骨管约束，压力不能释放，导致患侧面瘫。贝尔麻痹是急性面神经麻痹最常见的原因，约占所有病例的80%。每年每100 000人会出现20～30例新发病例。贝尔麻痹最常见于15～45岁人群。女性妊娠晚期（最后3个月）的患贝尔麻痹的风险增加，此外，冬季贝尔麻痹的发病率似乎更高。贝尔麻痹自愈率较高，大约有70%的患者在患病后1个月左右能够得到改善，完全恢复可能需要3～6个月。

Q: 什么会导致贝尔麻痹?

贝尔麻痹是一种特发性疾病，这意味着尚未明确病因。然而，目前研究认为贝尔麻痹与病毒（包括疱疹、流感和呼吸道感染）及免疫力下降、精神压力有关。患有贝尔麻痹的患者，即使没有其他症状也要充分休息并保持健康的饮食习惯，这一点很重要。

Q: 得了面瘫需要做哪些检查?

首先医生需要了解患者患病的情况、疾病进展情况及患者面瘫的严重情况，这些对于初步判断患者病因意义重大。同时为了进一步了解患者病情一般还要进行血常规检查以排除其他潜在原因，如莱姆病和拉姆齐·亨特综合征；进行磁共振成像、CT扫描以排除其他潜在原因，如肿瘤。在面瘫发作后可能会要求进行面神经电生理检查，以确定面神经受损情况。如患者同时伴有听力下降，还要进行听力方面的检查。由于疾病的复杂性，需要遵照医生的安排进行。

Q: 为什么要做内耳乳突 CT 和电生理检查?

面神经在岩骨内的走行距离最长，由于成像原理的关系，岩骨信号干扰磁共振不能获得满意面神经成像。而目前临床诊断使用的内耳乳突 CT 分辨率可达到 0.3 ~ 0.6 mm，有经验的医生可通过 CT 判断面神经走行区岩骨隧道形状变化，从而准确判断病因。电生理检查一般主要用于了解面神经的损伤和修复情况，动态检查对分析患者预后具有帮助。

Q: 得了面瘫应该怎么治疗?

面瘫患者应在疾病早期及时就医，明确诊断后再行针对性治疗。临床上经常遇到面瘫患者误诊、误治的情况。对于常见的贝尔麻痹急性期患者一般建议激素、抗病毒、改善微循环、神经营养等治疗。具体治疗应遵医嘱。对于中晚期面瘫患者或手术后面瘫、外伤面瘫患者，可考虑手术进行减压治疗。

Q: 得了面瘫为什么要应用激素?

早期贝尔麻痹治疗中，常常使用名为泼尼松龙的类固醇激素进行治疗，并且应在症状出现后 72 小时内进行服药，有助于减轻炎症反应，目前没有证据表明超过 72 小时时间窗服用类固醇有任何益处。类固醇药物治疗越早越好，通常建议患有贝尔麻痹的人每天服用两次泼尼松龙片，持续 10 天。即使在症状出现后 72 小时内使用类固醇治疗也不能保证在所有情况下都能完全康复，但是激素治疗能提供完全康复的最佳机会。服药请遵医嘱。

Q: 激素需要用多久？什么时候能停药？

类固醇药物治疗越早越好，通常建议患有贝尔麻痹的人每天服用两次泼尼松龙片，持续 10 天。

Q: 吃迈之灵有什么注意事项？

迈之灵是一种以欧洲马栗树籽提取物为主要成分的药品，其作用为降低血管通透性、增加静脉回流、减轻静脉淤血症状、增加血管弹性、增加血管张力、抗氧自由基。临床用于治疗面瘫，主要是通过改善面神经的静脉回流，以达到减轻面神经水肿的目的。迈之灵对胃黏膜有刺激作用，建议饭后口服。成人每日早、晚各一次，每次 1～2 片，或遵医嘱服用。消化性溃疡患者慎用。

Q: 面瘫患者什么时间做手术最好？

面神经炎所致面瘫者如症状严重、无缓解趋势，3～6 个月都可考虑进行经乳突－上鼓室面神经减压手术。对于明确外伤性面瘫、病情稳定者应及早进行面神经管减压手术。对于明确面神经损伤、无恢复且面神经近端不可用者，可考虑进行舌下－面神经吻合手术。手术窗口期为面瘫后 3 个月～2 年。

Q: 面神经管减压手术具体是怎么做的？

由于面神经在岩骨中的空间走行较为复杂，通过一个术式很难对面神经全程进行减压。面神经管减压手术包括两种改良术式，一般都需要全麻。中颅底入路面神经减压手术，虽然也需要进行颞部开颅，但由于不开放硬膜，对脑损伤很小。可以对面神经迷路段进行有效减压，适用于外伤性面瘫、贝尔麻痹等治疗。经乳突－上鼓室面神经减压术，手术切口位于耳后，可有效对面神经垂直段、锥突段、膝状神经节进行减压。适用于外伤性面瘫、贝尔麻痹的治疗，不需要开颅，完全为颅腔外操作。

Q: 采用手术治疗方式，患者痛苦吗?

患者通过手术治疗，可以有效改善面神经水肿，部分患者在术后有面部放松的感觉。但是由麻醉、手术切口带来的不适，一般通过药物治疗都能逐渐改善。

Q: 面瘫的并发症有哪些?

面瘫迁延不愈，并发症有：①肌肉挛缩：长期未改善的面瘫，随着时间的推移，面部肌肉缩短，受累侧眼睛可能看起来比未受累的眼睛小，鼻唇沟也显得更深。②"鳄鱼"眼泪：患侧的眼睛会不由自主地流泪，尤其是在进食时。这是由于神经在恢复阶段长错方向，支配下颌下腺、舌下腺的神经纤维与泪腺的纤维错配。③暴露性角膜炎：这是由于无法闭眼，眼睛长期暴露在空气环境中，角膜干燥溃疡（这种并发症可以通过使用人工泪液预防）。在极少数情况下，如果不注意，可永久影响视力。④面部联动：这是一种反常运动，对患者容貌影响甚大。如微笑时患侧眼睛会自动闭合，而在抬起眉毛或闭上眼睛时，脸颊或颈部肌肉会不自主地收缩。⑤面瘫患者可能会出现心理问题，包括压力过大、焦虑、抑郁和自卑。

Q: 周围性面瘫的预后怎么样？

一项大型研究表明，超过 70% 的贝尔麻痹患者可以完全康复。其余 20% ~ 30% 的病例神经损伤严重，这些人会留下持续的面瘫症状，不经手术治疗难以恢复。以下患者可能预后较差：① 60 岁以上者；②发作时有剧烈疼痛；③发病时完全瘫痪；④合并有糖尿病或高血压；⑤发病时怀孕；⑥发病后 6 周还没有开始恢复。

有 7% 的患者会出现复发性贝尔麻痹，平均发作间隔为 10 年。

Q: 周围性面瘫并发症一般什么时候出现？

"鳄鱼"眼泪和面部联动一般出现在面瘫恢复期，也就是面神经轴突再生的过程中。一般是在面瘫发生后的 6 个月 ~ 1 年，在面瘫恢复早期适当理疗和训练有望改善。面肌挛缩发生较晚，常为面肌失神经支配后肌肉纤维退化的结果，一般超过 2 年，常见于严重面瘫患者。暴露性角膜炎常发生在面瘫早期，眼睑闭合不全时。

Q: 面瘫手术后并发症有哪些？

常见的并发症有听力下降、头晕、耳鸣、切口瘢痕形成、手术效果不佳等。理论上讲无论哪个入路面神经管减压手术都邻近耳蜗和半规管。高速磨钻所产生的噪音会对听器产生影响，这就像隔壁家在装修噪音很吵人一样。尽管如此，适当的手术手法和精细操作能尽可能减少术后并发症的出现。因此，此类面瘫手术应由专业团队进行诊疗。

Q: 严重面瘫能治好吗?

前面我们讲的面瘫主要是贝尔麻痹,大约有 70% 的患者能够自愈。但对于严重的贝尔麻痹、外伤性面瘫、手术后面瘫患者经治疗效果不理想者,可考虑进行面神经功能替代治疗,包括舌下 – 面神经吻合手术、副神经 – 面神经吻合手术、咬肌神经 – 面神经吻合手术等。对于晚期面瘫,面部肌肉严重退化患者,神经吻合达不到有效治疗效果,可考虑带蒂神经肌肉移植手术。

Q: 面瘫会遗传吗?

少数患者有贝尔麻痹家族史,可能与岩骨的解剖结构变异有关,但尚未鉴定出明确遗传基因位点。梅 – 罗综合征(Melkersson-Rosenthal 综合征)是一类以反复出现面瘫、面部和嘴唇肿胀(通常是上唇:唇炎肉芽肿)及舌部出现褶皱和裂纹为特点的临床综合征。好发于儿童期或青春期早期。在反复发作后(从几天到几年不等),肿胀可能会持续并增加,最终可能成为永久性面瘫。通常面神经管减压手术有助于该类疾病的管理和复发的预防。虽然文献报道的梅 – 罗综合征病例较少,但我们临床上经常会遇到此类患者,在诊断及治疗上应引起警惕。

Q: 亨特综合征会传染吗?

亨特综合征(Hunt 综合征)是面神经膝状神经节,由水痘 – 带状疱疹病毒感染所致。主要表现为一侧耳部剧痛,耳部疱疹,可出现同侧周围性面瘫,伴有听力和平衡障碍。一些临床亚型与贝尔麻痹较难鉴别。在疾病早期，病毒复制活跃，易感人群应注意个人防护。

Q: 面瘫能自愈吗？

贝尔麻痹患者经早期治疗，自愈率可达到 70% 左右。

Q: 一般多久能治愈？

贝尔麻痹自愈患者一般在起病后 1 个月左右有明显改善，完全恢复需要半年到 1 年的时间。进行面神经管减压手术的患者，一般在减压术后 3 ~ 6 个月有明显改善。进行面神经重建手术治疗的患者，面神经功能恢复时间较久，在术后半年到 1 年恢复。具体病情要具体分析。

Q: 应用激素 / 做了面神经管减压手术，面瘫就能恢复正常吗？

贝尔麻痹患者经早期治疗，自愈率可达到 70% 左右。20% ~ 30% 较为严重、不能改善的患者需要进一步治疗，包括面神经管减压手术或面神经重建手术等。因患者具体病情不同，所采用的治疗手段也不同。经过积极治疗，恢复面神经功能还是有机会的。总的来说，轻症早期治疗效果最好。

Q: 应用激素 / 做了面神经管减压手术后还会复发吗？

临床约有 7% 贝尔麻痹存在复发倾向。如前所述，梅 – 罗综合征也表现为反复发作的面瘫。通过面神经管减压手术治疗后，复发面瘫时面神经肿胀的空间得以保障，神经血供得以保障，复发症状相对较轻。

Q: 做面瘫手术成功率高吗？

临床面神经管减压手术后，可促进面神经水肿液的回吸收、血液供应的重建，可促进面神经功能的恢复。我们对周围性面瘫 3 ~ 6 个月患者进行经乳突 – 上鼓室面神经减压手术，面神经功能在术后半年总体改善率超过 80%，没有加重病例。

Q: 平时应如何进行康复锻炼？

作为面瘫类疾病的预防，日常的锻炼和健身可提高机体免疫力，提高人体对应激的反应能力。面瘫患者患病期间进行适当运动是可行的，但应避免剧烈活动。面瘫术后或恢复期的患者，当面神经功能稳定后，适当强度的锻炼可有助于避免症状复发。

Q: 得了面瘫，需要静养吗？能做运动吗？

面瘫患者患病期间进行适当运动，应避免剧烈活动，对疾病的恢复有帮助。

Q: 什么情况容易诱发疾病加重？

面瘫急性期，患者治疗不及时往往会出现疾病加重的情况。尽管如此，大约 70% 的患者能够自愈，不必过度紧张。

Q: 得了面瘫有什么忌口吗？能吃牛羊肉吗？

在中医上有"发物"的说法，是指在患病时需要忌口。现代医学没有这种说法的明确称谓。但是患者在患面瘫时，免疫力的变化可能引起对既往食物不耐受的情况，应引起重视。临床上，我们对梅－罗综合征患者的问卷调查显示，患者在患病前往往与进食某些不常接触的食物有关。因此，患者如对某些食物敏感或为过敏体质，有必要对变应原进行检查，避免进食可能诱发不耐受的食物。

Q: 得了面瘫，吃什么可以帮助康复？

面瘫患者饮食以清淡食物为主，避免进食油腻食物。营养均衡，可适量进食水果。如患者有不耐受食物应考虑在患病期间忌口。

Q: 做完手术伤口愈合要多久？

头颈部的手术切口愈合良好，无感染渗出，一般 1 周左右可考虑拆线。手术切口瘢痕完全修复需要 3 ~ 6 个月的时间。

Q: 手术伤口如何居家护理？

头颈部的手术切口并非隐私部位，透气性较好，只要注意保持清洁、干燥，避免沾水污染，避免搔扒创口，通常能够较快愈合。如果手术切口愈合不佳，但不需要外科干预处理，居家可用红外线照射，每日 20 ~ 30 分钟，也可帮助恢复。

Q: 手术伤口会不会形成瘢痕，瘢痕要怎么消除？

手术切口是否形成瘢痕，与个体差异有关，如患者为瘢痕体质往往容易留下瘢痕。瘢痕明显影响外观或功能者需要再次手术切除。

Q: 做了手术后多久能活动?

面神经管减压手术和面神经功能重建手术都是颅外手术。术后患者没有明确并发症,第二天就可以下地活动。

Q: 刚做完手术能进行什么活动?

由于面神经管减压手术和面神经重建手术都是全麻手术,术后患者需要一段时间度过麻醉药物残留期,这段时间内患者可能有些不适反应。通常第二天就可下地活动。

Q: 复诊随访的重要性如何? 怎么安排及需要注意什么?

面瘫患者药物治疗和手术治疗都需要随访。通常我们会安排随访,随访工作主要为两大项目,一个是面神经功能恢复的临床变化,二是面神经电图的变化。通过临床随访,我们可以指导患者进一步康复和功能锻炼,尽量避免并发症出现。

Q: 如何区分"需要赶紧去就医的症状"和"可以自己处理的症状"?

如前所述,面瘫疾病早期治疗对预后非常关键;面瘫类疾病病因较为复杂,得了面瘫,我们不建议自己上网查资料后自行治疗,建议到有经验的专科及时诊治,避免贻误病情。

Q: 压力与疾病有什么关系?

情绪和精神压力的变化的确对人体免疫功能产生影响。大多数贝尔麻痹患者都有压力大、吹风受凉的体验。因此,我们认为自我调适、保持健康心情对预防面瘫非常重要。

Q: 面瘫对生活有什么影响？

面瘫类疾病对患者面容影响甚大。"脸面"对社交生活至关重要，不对称的容貌容易造成周围人的好奇，对患者本人的心理也会产生巨大影响，悲观、失落、抑郁的情绪特别容易滋生。作为家属，应积极应对，树立患者治愈疾病的信心，帮助患者走出疾病的阴影。

Q: 得了面瘫是不是要继续工作？

得了面瘫应暂停工作及时就医。除了常见的贝尔麻痹可以自愈外，其他一些类型的面瘫，可能只是疾病症状开端，可能还有病情加重的可能，应首先明确诊断和治疗方案。

Q: 患者住院期间 / 出院后，家属能提供什么帮助？

家属的鼓励和支持是对患者莫大的帮助。由于面瘫类疾病恢复过程比较缓慢，患者在较长时间内不能走出疾病带来的阴影，对周围人、食物比较敏感。家属的鼓励与支持对患者的心理安慰作用意义重大。

Q: 什么指标代表着患者有能力可以回到工作岗位？注意事项有哪些？

患者经过内科治疗 1 个月内自愈者，一般可认为痊愈，没有特殊注意事项。如果内科治疗效果不佳，应咨询神经外科医生是否需要考虑手术治疗。经过手术治疗，患者病情稳定，无明显并发症者可考虑重新返回工作岗位。因面瘫症状的恢复需要较长时间，应避免剧烈的体力活动，定期进行面部康复训练。

◎: 如何阶段性自我评估康复情况？

面神经功能评价在临床上是较为复杂的评价体系，包括House Brackmann 面瘫评分、Sunny Brook 面瘫评分系统。通过这些评分系统，可以看到患者面肌功能的改善。但是，如果对这些评价不熟悉，可通过简单的办法实现：①感受泪液的变化；②闭眼的情况；③咧嘴时数露出牙齿的情况。都可以帮助判断面神经功能改善的情况。

◎: 如何选择医院和医生？

面瘫患者治疗目前呈多源化格局。我国居民更多选择传统医疗治疗，当自愈效果不佳时才可能考虑到外科治疗。我们在临床上接诊的患者大多数是在发病后 2 ~ 3 个月、面瘫改善不佳者。因此，面瘫患者应选择大医院或有面瘫治疗经验的神经外科。

◎: 面瘫的常规诊疗流程有哪些？

门诊面诊采集患者病史、临床表现，进行面瘫初步评价。根据患者潜在病因安排影像学检查、电生理检查、抽血化验。如果检查结果提示是特发性面瘫，可保守治疗，那么进入药物治疗和随访模式。如果需要手术治疗，建议患者入院进一步检查和手术治疗。如果检查结果提示为继发性面瘫，存在肿瘤等病因，则需进一步评估手术切除风险及手术获益。

Q: 面瘫的常见认知误区有哪些？

常见认知误区如下：①面瘫就是脑卒中。错误。现代医学的脑卒中一般是指脑梗死或脑出血，虽然一些患者也有中枢性面瘫表现，这里的脑卒中和面瘫不是一回事。②面瘫不治疗也能好。错误。面瘫自愈率有70%，早期激素治疗面瘫恢复效果更佳。③面瘫手术治疗需要开颅手术。一般来说，面神经管减压手术即使开颅入路，对脑子损伤也较小。④面瘫手术后就不用坚持锻炼了。错误。面瘫手术后，随着神经再支配面肌，一般都需要功能康复和理疗过程，要坚持半年甚至一年。

▶ ▶ ▶ 第四章

癫痫

Q: 癫痫是什么病?

癫痫是一种发作性疾病,是大脑神经元异常同步放电并向全脑扩布,进而引发短暂脑功能障碍的各种疾病的总称。它具有突发性、反复性的特点,好似不定时"炸弹",无法预测发病时间。它的表现形式多种多样,可以是翻白眼、咬牙、浑身抽搐,也可以是愣神不动或者是无目的的乱走、乱跑,但对于某一个患者来说,癫痫犯病时的样子往往是固定的。

在这里,我们必须要强调,癫痫与癫痫发作不是一回事。癫痫是一个疾病概念,而癫痫发作则是一个症状概念,是指癫痫这一疾病的具体临床表现,就好像我们老百姓常说的"感冒","感冒"是一个疾病的概念,而"感冒"具体可表现出发热、咽痛、打喷嚏、咳嗽等症状。

Q: 癫痫与大脑有什么关系?

我们的大脑包含着数以百亿计的神经元,他们之间相互连接形成复杂精密的神经网络,通过这种网络,大脑支配着我们的记忆、情绪、思维、感情及运动等诸多功能。正常情况下,大脑中具有微弱的生物电活动,神经元和神经网络通过有序的产生和传递这些电活动而维持着大脑的功能。

而在某些疾病状态下,我们大脑中大量的神经元出现异常同步化的电活动,并沿着神经网络扩散,就会影响大脑的各种功能,出现我们所说的癫痫发作。

Q: 为什么会患癫痫?

癫痫的原因很复杂,多种多样,针对每个患者,可能病因都不一样。有的患者可能是由既往严重的头颅外伤或者产伤引起，有的患者可能是由于大脑中出现了肿瘤而引发了癫痫发作，有的患者直系血亲中有多名癫痫患者，可能与遗传有直接关系，还有的患者是过去患过脑炎、脑出血等疾病，此外还有相当一部分患者找不到明确的病因。

因此这虽然是很多癫痫患者迫切想知道的问题之一，但想得到答案却并不轻松，医生需要仔细询问癫痫发作时的表现、既往病史、家族遗传病史，安排脑电图、头颅磁共振、血液检验，甚至基因检查，在综合各种信息后，才有可能回答这个问题。

Q: 羊角风（抽风）是癫痫吗？

人们常说的"羊角风"或者"抽风"是一种疾病发作时的表现，典型的形式为突然意识丧失，有时会发出一声尖锐的大叫，跌倒在地，双眼"上翻"，头后仰，牙关紧闭，有时会咬伤舌头，口唇发绀，全身肌肉僵硬，头后仰，双上肢用力屈曲，双下肢挺直，经过数秒至数十秒后，患者出现全身节律的抽动，持续 1 ~ 3 分钟后逐渐停止，患者往往进入昏睡状态，经过数分钟至十数分钟后清醒，醒后常常诉说头痛、浑身酸痛，而且对发病的过程没有记忆。

能够引起这种抽风最常见的疾病是癫痫，但不是仅有癫痫，小儿高热惊厥，以及严重的缺钙、低血糖、酒精戒断都可能引起这种抽风症状，但这些却不是癫痫。对于出现抽风症状的患者，往往需要综合脑电图、头颅磁共振检查及血液检验等结果来综合判断。

Q: 癫痫是怎么引起的?

目前发现能够引起癫痫的原因很多,针对不同的患者个体原因不尽相同,但总体说来,癫痫是能引起大脑神经元反复异常同步放电,进而引起短暂脑功能紊乱的疾病总称,因此很多与大脑相关的疾病都可以引起癫痫,比如颅内肿瘤、血管畸形、脑炎、先天性脑发育异常,还包括一些遗传性疾病、严重的颅脑外伤等,这些都能造成大脑神经元过度兴奋,产生并扩散同步放电,引起癫痫发作。事实上这个问题是很多患者关注的、想弄清楚的,但这个问题很复杂,即使医学科学发展到今天,也有相当一部分患者不能找到一个明确的原因。但我们相信随着科学技术的进步,将会有更多的隐源性癫痫能够找到其发病原因。

Q: 癫痫的主要表现是什么?

癫痫表现为发作性的症状,具体形式多种多样,常见的比如突然的意识丧失,摔倒,双眼上翻或者向一侧凝视,牙关紧闭,口唇青紫,口吐白沫,全身肌肉僵直或者抽搐;还有突然愣神、动作停止,然后出现咂嘴,好像在咀嚼食物,吞咽口水,手也到处摸索,摸衣服、裤子、扣子;此外还有一些少见的表现,比如突然全身抖动一下,瞬间就过去,手里拿着东西甚至可能甩飞出去,在儿童中多见;还有的儿童会出现一种所谓的"小发作"表现,即突然的目光呆滞、动作语言停止,持续十几秒至二十几秒,有时还会同时出现快速的眨眼或者面部肌肉的抽搐。

我们在患者中看到的发作具体形式多种多样,但是这些癫痫患者的发作表现都有一些共性的特点:突然性,发作突然出现,不可预测；反复性，多次发作；短暂性，发作一般持续数秒至数分钟，可自行停止；刻板性，即对具体的某个患者，其每次癫痫发作的表现一致，重复。

Q: 癫痫的早期症状是什么？

癫痫的症状即癫痫发作，也就是患者在发作时的表现，虽然每个患者的癫痫发作会反复出现，但其每次发作的样子基本是一样的，这个特点就是医生常说的癫痫发作具有刻板性。但是确实有一部分患者在刚开始犯病时的样子与他们后来发作时的样子不一样，这些可以认为是癫痫的早期症状，一般这些癫痫患者首次或者初期的数次发作表现出的症状往往是"大发作"表现，比如突然意识丧失，倒地，牙关紧闭，口吐白沫，口唇青紫，全身僵直、抽搐，持续时间可能达到 5 分钟左右，随着病程的延长，患者逐渐出现刻板固定的其他发作表现，比如愣神后咂嘴、吞咽口水、手摸索动作，甚至漫无目的地四处游荡。因此，与我们的经验判断不一样，癫痫的早期症状可能并不轻缓，反倒是很剧烈而明显，往往会对患者和家属造成很大的心理冲击。

Q: 抽搐是癫痫吗？

抽搐不是癫痫。抽搐是一种临床症状，包括癫痫在内的很多疾病可以引起抽搐，比如低血糖、严重的低钙血症、酒精戒断，甚至精神、心理因素引起的躯体反应也可以表现为抽搐。所以抽搐并不等同于癫痫。

Q: 癫痫发作是什么样子?

癫痫发作时的样子多种多样，不同的患者发作形式各异，但针对单个患者发作的样子往往是固定的。常见的癫痫患者发作时的样子包括：①突然意识丧失，倒地，双眼上翻，牙关紧闭，口吐白沫，口唇青紫，四肢僵直、抽搐，有时还伴有大小便失禁，临床上常称为"癫痫大发作"。②活动中突然动作停止，目光呆滞，有时可有快速的上眼皮眨动或者面部抽搐，呼唤不答应，持续大概数秒或者十数秒结束，恢复正常，多见于儿童，临床上医生常习惯称之为"小发作"。③突然愣神，呼唤不答应，咂嘴、吞咽口水，手在衣服、裤子上摸摸索索，有时还会出现漫无目的的四处走动、游荡，此时如无看护容易出现意外受伤，临床上常称为"自动症发作"。④此外还有的患者在发作时表现为一侧或局部的躯体肌肉痉挛或者抽搐，甚至这种抽搐或痉挛沿着面部、颈部、上肢逐渐蔓延扩散，临床上医生称其为"杰克逊发作"。

除了以上这些常见的发作时的样子，还有其他许多形式的发作，比如头痛发作，视幻觉、听幻觉发作等，当患者出现这些症状需要确定是否为癫痫发作的时候，要及时就诊，根据医生的医嘱完善脑电图、头颅磁共振等相关检查，明确诊断，指导进一步治疗。

Q: 癫痫分几种?

癫痫是一种复杂的疾病，病因多样，发作形式各异，因此它的分类标准也有多种，根据不同的分类标准，癫痫可有不同的分类命名。比如：①按照国际上通用的癫痫病因来分类，癫痫可分为结构性癫痫、遗传性癫痫、感染性癫痫、代谢性癫痫、免疫性癫痫及不明原因性癫痫。②按照癫痫患者的发作形式和病灶的范围可将癫痫分为局灶性癫痫、全面性癫痫、局灶性合并全面性癫痫及分类不明的癫痫。

Q: 癫痫是帕金森病吗？

癫痫不是帕金森病，这是两种疾病，虽然二者都表现为不能自控的运动症状，但是病因、发病机制及临床表现具有明显的区别。

癫痫是大脑表面皮质神经元异常同步放电并扩散引起的，其发作具有突发性、反复性、短暂性、刻板性的特点，常表现为躯体局部或全部肌肉强直、抽搐等症状，任何年龄都可发病。

帕金森病是由大脑深部核团，即黑质多巴胺能神经元核团退行性病变引起的，患者常表现为肢体的静止性震颤、全身僵直、行动迟缓、行走困难等，多见于老年患者。

Q: 癫痫是精神病吗？

癫痫不是精神病，癫痫是以反复的癫痫发作为特征，而癫痫发作是由于大脑皮质异常同步放电引起的短暂性大脑功能障碍，患者往往表现为意识、运动、行为等短时的异常，对于有些癫痫患者在发作时可能伴有精神异常，但随着发作结束，患者精神会恢复正常。而精神病则是各种原因引起的认知、情感意愿和行为异常，持续时间较长，如焦虑、抑郁等。

Q: 癫痫患病时间长了会不会转变成精神病？

多数癫痫患者不伴有精神疾病病史，确实有一部分癫痫患者在发作时伴有精神障碍的症状，但这不能认为患者罹患精神疾病。不过，有研究证实，癫痫患者群体中合并出现抑郁、焦虑、偏执性精神病的概率更高，这可能与癫痫的病因、发作累及的特殊脑功能区、抗癫痫药物的副作用及癫痫患者长期面临的社会及心理压力有关，因此癫痫患者随着病程延长确实出现精神障碍的风险更高，但是并不是说就一定会转变为精神病。

Q: 癫痫一般多久发作一次算频繁？

对于这一问题目前尚无一致的答案，不同的医生及癫痫患者自身都有不同的标准，而且对于不同的发作形式，人们间隔多长时间出现一次发作认为是频繁的同样存在差异，比如过去在癫痫临床治疗指南中，认为经过药物治疗后，癫痫患者每个月发作超过4次就算是患者癫痫控制不佳，因此可以认为每个月4次算是发作频繁的标准，但是对于不同的发作形式，比如全身强直抽搐的大发作，即使每月仅有1次对于患者来说也是不能接受的，患者仍然认为是频繁的；对于持续时间仅数秒的失神发作，可能每个星期出现1～2次，患者都认为是发作频率很低的，因为这种发作形式在有效控制前可能一天之内达到十数次甚至数十次，因此对于这一问题确实存在争议。

无论采用什么标准，只要是癫痫患者还有发作，对于癫痫患者的肉体和精神都是一种打击，因此对于癫痫患者的治疗目标是使癫痫患者达到无发作状态。

Q: 什么是癫痫失神小发作？

癫痫失神小发作是对临床上一种特定类型发作形式的通俗易

懂的概要描述，因其发作时的样子轻缓、持续时间短、不伴有明显的强直抽搐而习惯称之为"小发作"，其典型的发作表现为突然动作停止、目光呆滞、呼唤不应答，有时可有快速的连续眨眼，一般不会摔倒，持续数秒至数十秒停止，发作停止后立刻恢复意识，对发作的过程没有记忆，发作频繁时有时一天可达数十次，多见于儿童患者，这类患者在发作时可观察到特征性的每秒3次的癫痫放电节律，因此可以明确诊断。

Q: 癫痫和癫痫发作有什么区别?

癫痫和癫痫发作虽然看似差别不大，但其实完全是两个概念。癫痫发作是由于大脑神经元异常同步放电并向大脑其他部位扩散而引起的各种临床表现，比如表现为全身强直抽搐的"大发作"或者突发短暂的以愣神、目光呆滞、活动停止为主要表现的"小发作"，还有以全身猝发的闪电样抽搐为特征的全面性肌阵挛发作等；而癫痫是指可以引起反复癫痫发作的脑部疾病。因此癫痫发作是一个与临床症状相关的术语，而癫痫是一个疾病概念，举个例子，很多人都得过"感冒"，出现发热、头痛、鼻塞、流涕、打喷嚏、咽痛、咳嗽等症状，在这里，感冒是一个疾病概念（相当于癫痫），而感冒时出现的发热、头痛、鼻塞等一系列表现（相当于癫痫发作）就是感冒引起的临床症状，虽然不是特别精确，但是这样可以帮助我们大致了解癫痫和癫痫发作的区别与关系。

Q: 患者受了什么刺激会引起癫痫发作?

能够引起癫痫患者发作的刺激因素很多，还会因患者不同而存在差异，此外一部分癫痫患者并没有明确的促发因素。常见的可能引起癫痫患者出现发作的因素包括过度疲劳、情绪激动、发热尤其是高热、漏服抗癫痫药物、强烈变换的光线刺激、过量饮酒，部分女性癫痫患者还与月经周期有关。对于有明确诱发因素的癫痫患者，应尽可能在生活中规避。

Q: 产后癫痫是真的癫痫吗？

产后癫痫是真的癫痫。虽然发生概率不高，但确实有极少一部分女性在产后出现癫痫发作，并且在产后数月至数年身体已经基本恢复，但仍然间断出现癫痫发作，女性产后癫痫可能与围生期体内雌、孕激素的剧烈波动、血液高凝状态、颅内静脉窦血栓、颅内高压等一系列病理生理因素及这些因素对神经系统造成的打击有关。长时程的视频脑电图检查有助于明确诊断。

Q: 间歇性癫痫是什么病？

间歇性癫痫又称为自主神经性癫痫，是各种原因引起下丘脑病变进而导致发作性自主神经功能紊乱症状，其临床表现包括：①心血管系统发作症状，如心率增快/变慢，血压波动，皮肤青紫、潮红、苍白等。②呼吸系统发作症状，如呼吸急促/停止、咳嗽等。③消化系统发作症状，如口腔唾液分泌增加、胃气上升感、呕吐、腹泻等。④此外还有癫痫性头痛、肢体疼痛、眩晕性癫痫等。间歇性癫痫的诊断依据包括：①临床表现为反复出现的自主神经症状，持续时间短暂，每次发作形式相对固定、刻板。②脑电图可记录到癫痫性异常放电。③头颅影像学检查能够发现下丘脑或三脑室底病变。④抗癫痫药物治疗有效。因为间歇性癫痫发作症状不典型，当患者出现反复的心慌、胃气上升感、腹泻、呼吸急促等症状又不能用别的疾病解释时，一定要考虑到癫痫发作的可能，并注意完善脑电图及头颅影像学检查，帮助诊断，指导进一步治疗。

Q: 癫痫与高热惊厥有什么区别？

癫痫是可以引起反复癫痫发作的脑部疾病，要注意这里的癫痫发作应该是自发出现的，非诱发性的。

而高热惊厥顾名思义，是指小儿在呼吸道感染或其他感染性疾病早期，体温升高 ≥ 39℃时发生的全身强直抽搐式的惊厥发作，并排除颅内感染及其他导致惊厥的器质性或代谢性疾病，因此高热惊厥是一种诱发性发作，祛除诱因可避免这种发作，因此高热惊厥并不是癫痫，但是两者之间却有着密切的联系。反复的高热及惊厥发作会引起脑细胞损伤，并有发展为癫痫的风险。

Q: 癫痫与夜游症有什么区别？

夜游症也称为梦游症、睡行症、迷症，是指睡眠中突然爬起来进行活动，而后又睡下，醒后对睡眠期间的活动一无所知的疾病。夜游症不是发生在梦中，而是发生在睡眠的第 3 ~ 4 期深睡阶段，此阶段集中于前半夜，故夜游症通常发生在入睡后的前 2 ~ 3 小时。

夜游症多发生于 6 ~ 12 岁儿童，高峰期为 5 ~ 7 岁，持续数年，进入青春期后多能自行消失，男多于女，有一定遗传性。对于发生夜游症的儿童进行脑电图检查往往是正常的。

癫痫以反复癫痫发作为特征，有一部分癫痫患者在发作时可有无目的的游荡，呼之不应，看起来与夜游症相似，但是脑电图检查可以发现这类患者存在明确的癫痫放电，因此可以明确区别。

Q: 睡眠癫痫到底是什么病？

睡眠癫痫又称为睡眠型癫痫，是临床上常见的一种癫痫类型，顾名思义，这种癫痫的发作时间集中在睡眠中，最常见的是夜间睡眠中，临床特点是夜间睡眠中突然出现癫痫发作，常见的表现可有大叫、全身强直抽搐，少数病例出现攻击性行为。患者的大脑额叶存在病变引起癫痫发作更可能发生在睡眠中，此外有一些病例与遗传因素密切相关，比如医学上有一种典型的例子，称为常染色体显性夜间额叶癫痫，这类癫痫患者的发作几乎均发生于夜间睡眠中。

Q: 癫痫发作的前兆是什么？

所谓"前兆"是指癫痫患者在出现明显的发作症状前感受到的一种主观体验，可能是一种特殊感觉，比如躯体的一部分发麻、有过电感，眼前闪光感，心慌、心悸感；也可能是一种情绪或心理感受，比如莫名其妙的、不能解释的恐惧感，还可能是其他难以描述的征兆。在出现这些征兆后，患者很快出现明显发作，我们把这些感觉或征兆称之为"前兆"或"先兆"，实际上，"前兆"

本身即是癫痫发作的一部分，而且往往是整个发作过程中最先出现的症状，对癫痫的诊断和治疗具有重要的意义，而且很多情况下，这种"前兆"只有患者本人能感受到，如果患者本人不说出来，外人无法了解。因此，当有"先兆"的癫痫患者在就医时，一定要主动提供"先兆"信息，以帮助医生更好地进行诊断和治疗。

Q: 先天性癫痫和后天性癫痫有什么不同？

先天性癫痫和后天性癫痫更多的是人们生活中习惯性的称呼，在医学中，先天性癫痫主要对应于原发性癫痫，而后天性癫痫主要对应于继发性癫痫。原发性癫痫又称为特发性癫痫，是指以目前的科学技术及医学手段，无法找到能够解释患者癫痫的病因或者异常，推测患者癫痫可能与遗传因素相关；而继发性癫痫是指能够找到明确病因的癫痫，比如脑肿瘤、脑内血管畸形、脑皮质发育不良等所引发的癫痫。

Q: 癫痫不发作或不发病的时候能检查出来吗？

对于多数癫痫患者，即使在不发作或者不发病时也是能够检查出来的。

对于癫痫，在医学上有一种特异性的检查方法，那就是脑电图检查。癫痫患者的脑电图上往往会出现一种特异性的表现，医学上称为"棘波"，我们习惯称之为"癫痫波"或"癫痫放电"，尤其是在癫痫患者发作时，脑电图上这些"癫痫放电"会连续出现并形成独特的节律。癫痫患者发作时的临床表现及脑电图上同步出现的癫痫放电节律是诊断癫痫的"金标准"。但是这些癫痫放电并不是只在患者发作时才出现，多数患者不发作时在脑电图上同样会出现典型的癫痫放电。事实上，临床上多数患者的癫痫是通过患者既往典型的发作史及不发作时典型的癫痫放电来诊断的。少数患者确实存在这样的情况，他们有多次典型的癫痫发作，但是在不发作时做脑电图检查却始终正常，对于这类患者，要想明确诊断，就需要尽可能延长脑电图持续检查的时间，最好能够在做脑电图的时候捕捉到发作，以明确诊断。

Q: 做什么检查可以有效地检查出癫痫？

能够检查出癫痫最有效和最基本的检查方法是脑电图检查，尤其是长时程的视频脑电图监测。

多数癫痫患者的脑电图会表现出特异性的波形，我们可以称之为"癫痫放电"或"癫痫波"，如果一个患者反复出现典型的发作症状，脑电图检查又可以发现癫痫放电，那么就有充分证据支持这个患者患癫痫的诊断。

Q: 做脑电图能检查出癫痫吗？

做脑电图检查是可以检查出癫痫的，事实上脑电图检查是诊断癫痫特异性的检查方法，能够检查出癫痫最有效和最基本的检查方法就是脑电图检查，尤其是长时程的视频脑电图监测。

Q: 脑电图无癫痫波能排除癫痫吗？

脑电图检查没有发现癫痫波并不能排除癫痫。虽然大多数癫痫患者在不发作时检查脑电图可以发现癫痫放电，但是临床上确实有这样的情况，患者反复出现多次典型的癫痫发作，但是脑电图检查结果却是正常的，这与脑电图技术本身的限制，以及癫痫放电的部位、频率、强度等因素相关。出现这种情况，可以通过延长持续脑电图监测时间、增加检查次数、尝试持续脑电图监测尽可能捕捉发作来提高癫痫放电检出率，进而明确诊断。

Q: 癫痫为什么会久治不愈？

癫痫的药物治疗确实需要经过一个相当长的时间，但多数癫痫患者（约 70%）都是可以通过药物治愈的。

癫痫以反复的癫痫发作为特征，而癫痫发作则是由于大脑神经元异常同步放电，治疗癫痫的核心其实是控制癫痫发作，使用抗癫痫药物就是抑制大脑神经元的异常同步放电，这是一个长期的过程，有些患者经过合理正规的抗癫痫药物治疗后很快就不再发作了，很草率的认为自己已经痊愈了，于是擅自停用抗癫痫药物，结果停药不久便再次出现癫痫发作，甚至是癫痫持续状态，非常危险，同时患者自己也会形成癫痫很难治愈的印象。但其实抗癫痫药物的使用即使在患者发作消失后仍需要持续相当长的一段时间，这是因为使用抗癫痫药物的患者虽然不再发作，但这并不代表癫痫灶的异常兴奋性消失，过早停药极易使癫痫灶的异常放电极点燃而复发，因此即使在使用抗癫痫药物后不再发作，也需要服用相当长一段时间的抗癫痫药物（多数人认为需要 2 ~ 3 年），并定期复查脑电图，确保癫痫放电被充分抑制，才能考虑停用抗癫痫药物。抗癫痫药物的停用也不是一蹴而就的，需要在医生的指导下逐渐减量直至停用。

此外，癫痫是一大类可引起反复癫痫发作的脑部疾病，病因多样、复杂、多变，而且并不是所有的癫痫患者都能发现明确的病因。同时还有相当一部分患者虽然病因明确，但是却无法进行针对性的治疗，对于这些患者只能使用抗癫痫药物控制发作，而且很难停药，一旦停药极容易再次发作，对于这类患者确实容易出现癫痫久治不愈的情况。

Q: 癫痫可以治好吗?

癫痫分为不同的类型，不同类型的癫痫对治疗的反应不同，因此这个问题没有一个统一的答案。有的类型即使不治疗也能自愈，比如各种类型的儿童良性癫痫；有的类型经过足疗程的、正规合理的药物治疗，发作停止，其后即使停用抗癫痫药物也不再发作，可以认为癫痫治愈，如特发性全面性癫痫；还有的类型存在明确的大脑结构性病变，经过评估后通过外科手术的方式祛除病因，并且最终摆脱了抗癫痫药物，癫痫也不再发作，这也可以认为是癫痫治愈了；此外还有一些癫痫患者频繁发作，药物疗效不佳，同时也无法手术治疗，对于这类患者只能暂时调整抗癫痫药物，尽量减少发作频率。

对于这个问题，70%的患者在正确诊断和规范的抗癫痫药物治疗的前提下都可以得到很好的控制，并最终摆脱抗癫痫药物，约 1/3 的患者药物治疗效果不佳，需要配合其他的治疗方法。

Q: 癫痫怎么治疗?

癫痫的治疗方法很多，其中抗癫痫药物治疗是首选和基础治疗，还有外科手术治疗方法，如癫痫病灶切除术、激光热凝毁损术、胼胝体切开术、多处软膜下横切术；还有一些神经调控技术已经在临床上开展，如迷走神经刺激术、脑深部刺激术、经颅磁刺激，这些治疗方式经临床验证，证明确实对癫痫的治疗有效，此外还有生酮饮食疗法。

Q: 癫痫吃什么药能治疗？

癫痫治疗的首选和基础是抗癫痫药物治疗，临床上将我们常用的抗癫痫药物按上市时间分为传统抗癫痫药和新型抗癫痫药。20 世纪 80 年代之前应用于临床的抗癫痫药物，习惯上称为传统抗癫痫药物，而 20 世纪 80 年代之后国外开发并陆续上市了多种新型抗癫痫药物，其疗效较传统抗癫痫药物相当，但是副作用较传统抗癫痫药物明显减少。临床上常用的抗癫痫药物很多，比如丙戊酸钠、左乙拉西坦、卡马西平、奥卡西平、托吡酯、拉莫三嗪等，它们的作用机制不同，适用的癫痫发作类型也不尽相同。所以对于癫痫患者，需要选择哪种抗癫痫药物，应根据患者的发作类型、脑电图特点及头颅影像学证据综合考虑，选对抗癫痫药物是能够有效控制癫痫发作的前提和基础，因此癫痫患者应完善脑电图、头颅 MRI 等相关检查，并在专科医生的指导下使用抗癫痫药物，切忌自行服药。

Q: 癫痫需要手术治疗吗？

并不是所有的癫痫患者都需要手术治疗。对于大多数癫痫患者，经过正规诊断和规范的抗癫痫药物治疗，是可以有效地控制发作的，经过 2 ～ 3 年的无发作期后逐渐减量直至停用抗癫痫药物。

对于抗癫痫药物治疗效果不佳的患者是可以考虑手术治疗的，但是要注意，并不是所有的药物难治性患者都适合手术治疗，患者在术前需要经过仔细的评估，确定手术治疗的疗效、收益、成本和风险后，才能确定患者是否适合手术治疗。此外，对于一些明确由脑组织结构异常引起的癫痫，比如海马硬化、脑血管畸形、颅内肿瘤等，祛除这些病变有很大的可能使患者的癫痫获得治愈，对于这类患者应积极地进行手术治疗越早期治疗，手术效果就越好。

Q: 癫痫可以根治吗?

这是很多癫痫患者关心的问题，但是对于这一问题并没有统一的答案。癫痫是一种很复杂的疾病，有很多种类型。多数癫痫患者经过正确诊断和规范的抗癫痫药物治疗，在经过 2 ～ 3 年的无发作期后可以逐渐减停抗癫痫药物，且在停用抗癫痫药物后也不再出现癫痫发作，对于这类癫痫患者可以认为是癫痫治愈了。

此外，对于明确继发于脑组织结构异常的癫痫，且可以通过外科手术的方式祛除病因，对于这类患者也是有根治希望的，术后经过 2 ～ 3 年的正规抗癫痫治疗，始终无发作，并最终逐渐减停抗癫痫药物且不再出现癫痫发作，癫痫获得根治。

但是确实有一些类型的癫痫患者，药物疗效不佳，经过评估又不适合外科治疗，对于这些患者只能尝试不断调整抗癫痫药物，接受间断发作的现实。

Q: 癫痫怎么预防?

癫痫是没有有效的预防方法的,这是因为癫痫是一个疾病概念,其病因复杂,且很多是不可预测,不可控制的,所以癫痫本身这个疾病并没有特别有效的预防方法。事实上,对于这一问题有些患者经常会混淆两个概念,那就是癫痫和癫痫发作。癫痫不太可能预防,但是癫痫发作是有一些预防办法的。

首先,癫痫患者一定要按时、规律服用抗癫痫药物,避免忘记或者漏服药物,避免随意减药、停药;其次,癫痫患者应规律作息,避免劳累,对于明确可能诱发自己发作的病因一定要规避,比如强烈的光线变换刺激,以及突然的声音惊吓、劳累、发热等,避免服用可能影响神经兴奋性的饮品,比如咖啡、酒精、浓茶等。

Q: 癫痫小发作可以治好吗?

癫痫小发作临床上称为失神发作,主要表现为动作突然停止,目光呆滞,有时可有眼睑的快速眨动或面部的抽搐,持续数秒或十数秒停止,意识迅速恢复,但对发作过程不能回忆。这种发作常见于 4 ~ 14 岁的儿童,这些孩子的认知发育和体格发育基本是正常的。大多数患者的失神发作会在 18 岁以前停止,所以多数患者是有自愈可能的,对于每日频繁发作而影响学习、生活的患者,可给予丙戊酸钠等抗癫痫药物控制发作。

Q: 治疗癫痫的偏方有哪些?

目前临床上常用的癫痫治疗方式主要是抗癫痫药物治疗和外科治疗。此外还有一些治疗方式,通过临床应用观察发现确实有效，但目前临床上还未充分推广，比如生酮饮食疗法、经颅磁刺激治疗，这些治疗方式在临床上确实观察到了一定的疗效，并且为一部分药物难治性癫痫却不能手术的患者提供了新的治疗思路，这些大概可以算是治疗癫痫的"偏方"，但是患者应注意，对于这些治疗方式一定要在正规医疗机构专科医生的指导下选择与应用，以避免上当受骗，承受不必要的损失。

Q: 孕妇患癫痫可以吃什么药？

患有癫痫的女性在怀孕期间是需要服用抗癫痫药物的。虽然抗癫痫药物会增加胎儿出现畸形的风险，但是如果停用抗癫痫药物，孕妇出现癫痫大发作的风险将大大增加，而癫痫大发作会显著增加孕妇流产的风险，同样也会增加胎儿畸形的风险，因此综合考虑，孕妇服用抗癫痫药物带来的获益要大于风险。

临床上应用于癫痫治疗的抗癫痫药物有很多种，不同的药物对孕妇宫内胎儿致畸的风险是不同的，丙戊酸钠致畸风险高，因此如果育龄期女性有怀孕打算，但目前服用丙戊酸钠抗癫痫的话，一定要在怀孕之前换用致畸风险低的药物并在稳定控制发作后再怀孕，现有的循证医学证据提示拉莫三嗪对于怀孕的女性来说是相对安全的，其致畸风险较低，因此患癫痫的孕妇与可以尝试服用拉莫三嗪。

Q: 癫痫患者需要注意什么？有什么禁忌吗？

癫痫患者日常生活中需注意一定要按时、规律服用抗癫痫药物，定期就诊并复查脑电图，一定避免忘服、漏服药物，避免随意加量、减量。规律作息，避免劳累，生活中注意容易促使自己发作的诱发因素并尽量规避，比如熬夜、过度疲劳、发热、突然的惊吓刺激等。日常饮食应注意避免食用可能导致神经兴奋的物质，比如酒精、咖啡、浓茶。因为癫痫发作不可预测，因此癫痫患者尤其是癫痫没有有效控制的患者应避免驾车、游泳及登山等活动。

Q: 癫痫的危害主要有什么？

癫痫发作的不可预测性可能使癫痫患者面临巨大的心理压力，始终笼罩在不知何时会发作的恐惧感中，同时在公开场合出现发作，当患者恢复意识后，可能会产生巨大的羞耻感，因此很多患者随着病程延长会出现精神行为障碍，如焦虑、抑郁、攻击性行为，严重影响患者的生活和社交。此外，癫痫患者在发作时一旦意识丧失，将对外界失去反应，这极易带来意外伤害，如交通意外、溺水、高处坠落等。

Q: 癫痫发作持续时间长有什么危害吗？

癫痫发作有多种类型，不同类型的发作其临床表现剧烈程度不同，有的相对轻缓，如失神发作；有的比较激烈，如全身强直抽搐发作。但不论哪种发作类型，发作持续时间越长，发作的状态越难以停止，出现癫痫持续状态的风险越高。同时，即使是初始比较轻缓的发作类型，如果短时间内反复出现且不加以控制，可能会发展为全身强直抽搐的持续状态。这种情况下，患者会出现严重的缺氧甚至窒息，剧烈的抽搐往往会导致血压急剧升高，对心血管系统带来巨大的负担，并进而增加心脑血管意外的风险，同时持续的癫痫发作会使患者机体处于高代谢状态，引起水、电解质失衡甚至危及生命。

Q: 癫痫发作会不会导致失忆？

癫痫发作不会导致失忆，但是癫痫患者在发作过程中，由于异常同步放电引起的脑功能紊乱状态导致患者意识丧失，这样患者在发作停止恢复意识后对发作过程是没有记忆的，有的患者在发作后出现记忆力下降或者精神行为异常，这可能是癫痫发作后脑功能仍然处于抑制状态，通常情况下在发作停止后记忆力或精神、行为障碍会逐渐恢复正常，不会引起长期的记忆功能障碍。

Q: 癫痫夺命吗？

癫痫直接导致死亡的情况非常罕见，但确实存在。癫痫造成死亡可能的原因有癫痫发作造成的意外死亡，癫痫患者在发作时往往意识障碍，不能自控，容易发生意外事故，如异物窒息、溺水、高空坠落、交通意外；癫痫发作可能会造成严重的心律失常，甚至是心搏骤停等。

Q: 癫痫不治疗的话会有什么后果？

癫痫有很多类型，不同类型的癫痫其自然预后不同。有一些儿童良性癫痫，即使不治疗，其本身发作就很少，可能每年仅发作 1 ~ 2 次，而且青春期后发作往往会自行消失。对于这些类型的癫痫，临床上可能并不需要抗癫痫药物治疗，但是密切的医学观察及定期脑电图检查是必要的。但是还有一些癫痫发作类型，发作症状激烈，比如全身强直阵挛发作，发作频繁，如不治疗，患者因癫痫发作出现意外事故的风险会大大增加。而且患者频繁发作，大脑反复受到异常放电、缺血、缺氧等病理因素的损伤，这些损伤可能存在累积效应，逐渐影响患者的记忆、认知等高级神经功能。

Q: 癫痫患者的寿命有多长？

癫痫患者群体的寿命较普通人群并没有显著差异。癫痫发作确实有可能造成患者猝死，但是这个发生率极低，约占癫痫的0.1%。事实上，多数癫痫患者经过正确的诊断和规范的抗癫痫治疗是可以很好地控制癫痫发作的，长期维持无发作状态，而且目前临床应用的新型抗癫痫药物安全性大大提高，很少因长期服用抗癫痫药物而出现严重的副作用。因此癫痫患者遵照医嘱，规范治疗，该病并不会对患者的寿命产生明显影响。

Q: 癫痫会遗传吗？

首先，患者们要了解多数癫痫是散发的，并不会遗传，比如临床上经常能够了解到，癫痫患者其父母、直系兄弟姐妹都没有癫痫病史，又或者有的患者癫痫是继发于脑外伤这些没有遗传性的病因。其次，在临床上确实观察到，男性癫痫患者其后代患癫痫的风险仅比普通人群稍高一些，如果只是母亲患癫痫，其后代患病的比例也不超过5%，如果双亲均患有癫痫，则后代发病比例会更高一些，但较普通人群也不会有显著的差异，所以说癫痫确实有一定的遗传倾向，但是并不是说有遗传倾向就一定会发病。因此，对于大多数癫痫患者来说，对于后代是否会遗传癫痫不需要过分忧虑。但是还有一小部分癫痫可以由遗传性疾病引起，比如神经纤维瘤病、结节性硬化，这类癫痫遗传给后代的概率很高，除了癫痫，患者还可能出现精神、智能发育迟滞等其他症状，通常这类患者的癫痫也比较难治，对于这类癫痫患者，如有生育后代的打算，一定要咨询专科医生的意见，并在专业医生的指导下完成必要的产前或遗传学检查以降低后代患病的风险。

Q: 癫痫遗传的概率是多少？

临床上确实观察到癫痫有一定的遗传倾向，但是遗传给后代的概率根据不同的癫痫类型而有差异。普通人群中每个人一生中罹患癫痫的概率不到 2%，而父母双方或一方罹患癫痫，其后代发生癫痫的概率一般也只有 3% ~ 5%。

Q: 癫痫会传染吗？

不会。癫痫不是传染病，不会传染给别人，也不会被别人传染。

Q: 不会遗传的癫痫属于什么癫痫？

有些患者的癫痫是继发于脑外伤、颅内感染这些没有遗传性的病因，这类癫痫属于继发性癫痫，是不会遗传的。

临床上医生常说癫痫有遗传倾向，但这仅是一种倾向，不是说癫痫一定会遗传给后代。临床数据统计，多数癫痫都是散发的，父母双方或一方罹患癫痫，其后代罹患癫痫的风险一般不超过 5%，因此大部分癫痫是不会遗传的。

Q: 癫痫为什么容易复发？

大部分癫痫患者经过正确的诊断和规范的抗癫痫药物治疗，是可以控制癫痫发作的，但是确实有癫痫患者经过治疗后仍反复发作，产生容易复发的印象，产生这种情况的原因很多。

临床上造成癫痫复发最常见的原因是擅自停用抗癫痫药物。首先，很多癫痫患者在服用抗癫痫药物后效果很好，发作消失，患者自觉癫痫已经治愈，擅自停用抗癫痫药物，这种情况极容易造成癫痫复发，甚至出现癫痫持续状态。其次，未经过正确的诊断和规范的抗癫痫药物治疗，很多癫痫患者发病后求医心切，四处求治，未经过系统、规范、足疗程的正规治疗，癫痫必然会反复复发。再次，未按医嘱要求定期复诊，有些儿童癫痫患者，起病时年龄较小，体重较轻，小量服用抗癫痫药物后发作控制满意，此后不再按时复诊，但儿童往往生长发育快，体重逐年增长，相对的抗癫痫药物并没有根据需要调整剂量，导致药物用量相对不足，继而出现癫痫复发。少数癫痫类型确实病情复杂，即使经过正规、系统的抗癫痫药物治疗也不能很好的控制发作，容易复发，对于这些癫痫患者，往往需要联合外科手术治疗等其他治疗方式。

Q: 得了癫痫，饮食上需要注意什么 / 有什么忌口？

除了一些可能引起神经兴奋性或者诱发发作的食物或饮品，

比如酒精、咖啡、浓茶，癫痫患者与普通人的饮食并没有什么区别。目前在临床上从未发现这些食物会诱发癫痫患者癫痫发作，也未发现这些食物会增加普通人患上癫痫的风险，因此这些食物癫痫患者都是可以吃的。

Q: 吃什么食物对癫痫患者有好处？

没有什么食物对癫痫患者有特殊的好处，除了尽量避免引用酒精、浓茶和咖啡外，癫痫患者和普通人群的饮食要求没有差异，癫痫患者的日常饮食并不需要特殊禁忌，也没有什么尤其有好处的食物，保证规律饮食、营养均衡就可以。

Q: 癫痫容易康复吗？

绝大多数癫痫患者（60% ~ 70%）经过正确的诊断和规范系统的抗癫痫药物治疗都是可以控制癫痫发作的，在癫痫持续无发作达到一定时间（多数医生认为是 2 ~ 3 年）可以尝试逐渐减停抗癫痫药物，当抗癫痫药物成功撤去后患者仍无发作，可以认为癫痫临床治愈。少数癫痫患者药物疗效不佳，可以考虑联合外科手术等其他治疗方式，此外还有少数癫痫患者，其癫痫类型药物疗效不佳，也不适合手术，这种患者确实容易反复发作，在目前的医学技术条件下仅能尝试调整药物，尽可能减少发作频率或减轻发作症状的严重程度。

Q: 得了癫痫能活多久？

癫痫患者的寿命与普通人群相比并没有显著差别。癫痫发作时患者往往意识丧失，不能自控，出现意外事故的风险增高，有资料统计，癫痫引起猝死的风险约 0.1%，主要是由意外事故导致的，这个风险是极低的。大多数癫痫患者经过正确诊断、规范治疗，发作都是可以控制的，因此只要癫痫患者进行积极、正规的治疗，是不需要过度担心寿命问题的。

Q: 癫痫患者能生育吗？

癫痫患者是可以生育的。癫痫患者的后代出现癫痫的风险较普通人群并没有显著差异，癫痫确实有一定的遗传倾向，但这并不是说癫痫患者的后代一定会患上癫痫，除了遗传因素外，癫痫的发病还有后天获得性致病因素。根据临床数据统计，父母一方或双方为癫痫患者，其后代患上癫痫的风险不超过 5%，这与普通人群罹患癫痫的风险没有显著差异。

Q: 得了癫痫后能不能看电视？

临床上确实有病例资料显示，有一部分光敏感性癫痫患者在受到剧烈变换的光线及色彩刺激下容易诱发癫痫发作，但这在癫痫患者群体中占比很小。对于绝大多数癫痫患者而言，看电视并不会增加癫痫发作的风险，但应该注意的是癫痫患者应规律作息，避免因看电视而长时间熬夜，这是有可能诱发癫痫发作的。

Q: 得了癫痫后还可以开车吗？

不建议癫痫患者开车。因为癫痫发作不可预测，一旦发作患者往往意识丧失，不能自控，即使经过抗癫痫治疗、发作得到有效控制的患者也不支持自己驾驶汽车，虽然发作可能性很低，但是一旦患者在驾驶时发作，患者将不能控制机动车，这样极容易造成车毁人亡、危及路人生命安全的严重后果。

Q: 癫痫发作时怎么办？

多数癫痫患者的发作是有自限性的，一般可以自行缓解，所以对于发作中的癫痫患者处理的核心是密切看护，避免意外事故及伤害。

第一，看护者要把患者周围可能造成伤害的尖锐物、硬物及可能导致窒息的物品移除。

第二，就近将患者安置在平坦开阔的地方，平躺即可，地面如不平整可将衣物垫在患者头颈等重要躯体部位之下，避免患者剧烈抽搐时伤及重要部位，疏散围观人群，保证空气流通。

第三，即使患者发作剧烈，出现咬牙、咬舌、全身抽搐也不要尝试按住患者身体或者大力扒开患者口部及下巴，不要将手指放到患者口中，更不要往患者口中放入任何物品。

第四，患者发作中后期，口中可能出现大量分泌物，一旦发现患者口吐白沫、大量流涎，或者发作后出现呕吐，可以将患者整个躯体搬成侧卧位，如果患者颈部肌肉没有抵抗和僵直，可尝试让患者头颈部偏向一侧，以方便口中分泌物流出，避免误吸或者窒息。

第五，记录患者发作持续的时间，多数发作会在 1 ~ 2 分钟之内停止，注意这里说的是肢体强直抽搐这种发作持续的时间，不包括发作停止后意识模糊的状态。如果患者发作持续的时间超过 3 分钟还不停止，这时需要呼叫急救车，通过医疗手段干预，快速终止发作。

Q: 癫痫患者能不能工作?

对于发作有效控制的癫痫患者,应鼓励患者积极参加工作、学习等社交活动,但是受限于癫痫患者发作时不能自控的客观事实,癫痫患者不宜从事高空作业、驾驶、水下作业等职业。具体针对每个癫痫患者,可以根据自身情况通过常识来判断自己是否适合某项职业,以指导自己的就业选择。

Q: 癫痫患者(发作前)为什么会失眠?

癫痫患者并不一定会失眠,即使发作前也不一定会出现失眠,癫痫患者与失眠并没有绝对的因果关系。但确实有一部分癫痫患者在熬夜、疲惫的情况下会诱发癫痫发作,当这些癫痫患者失眠时,可能由于疲惫、劳累而诱发发作。

Q: 癫痫患者能结婚吗?

癫痫患者可以结婚,癫痫并不是传染病,癫痫患者后代患上癫痫的风险较普通人群也不会显著升高,而且绝大多数癫痫患者经过系统、规范的治疗后是可以有效控制发作、完全正常生活的,所以癫痫患者可以结婚,在专业医生的指导和治疗下也是可以怀孕生子的。

Q: 癫痫患者属于残疾人吗?

绝大多数癫痫患者经过规范、系统的抗癫痫治疗都可以很好地控制发作、正常生活,与普通人没有什么区别,因此大部分癫痫患者不属于残疾人。少部分癫痫患者患有遗传性疾病,比如结节硬化、苯丙酮尿症等，除了癫痫之外还有智能障碍，甚至肢体发育畸形，对于这类患者，按照我国现行的残疾分类标准是可以归为不同级别的残疾。所以，癫痫患者是否属于残疾人应具体情况具体分析。

Q: 癫痫患者可以去 KTV 吗?

不建议癫痫患者去 KTV，KTV 中环境嘈杂，噪音大，往往光线明灭不定，对于有些癫痫患者极容易诱发癫痫发作，且一旦患者在 KTV 中出现癫痫发作，有可能因为环境光线、噪音的干扰而出现意外伤害，延误治疗。

Q: 癫痫患者去医院挂什么科治疗?

怀疑患上癫痫时去医院可以首先挂神经内科，以明确诊断、排查病因并指导抗癫痫药物治疗，如果药物疗效不佳或者发现需要采用外科手术治疗的病因时，可以挂神经外科以评估手术治疗的相关事宜。对于癫痫急性发作的患者，应挂急诊科，施行紧急医疗干预，快速终止发作。

Q: 治疗癫痫的手术费用是多少?

癫痫具体的手术费用没有定值，不同类型的癫痫有不同的手术适应证，因此其费用也是不同的，临床上常用于癫痫的手术包括诊断性手术和治疗性手术，诊断性手术常见术式有脑皮质电极植入、立体定向脑深部电极植入；治疗性手术常用的术式包括癫痫病灶切除术、癫痫灶射频热凝毁损术、胼胝体切开术、迷走神经刺激术等，手术费用从数万至二十余万不等，而且还会根据各地的经济水平及报销政策不同而存在地区差异，所以对于癫痫的手术费用应当咨询手术医生和当地医保局。

Q: 癫痫的正确读音是什么？

目前，医学上习惯性地将癫痫读作"dian xian"，过去还有人将其读为"dian jian"。

Q: 治好癫痫需要花多少钱？

这个问题是很多患者关注的，但确实没有明确的答案。癫痫患者治疗的花费主要集中在抗癫痫药物及可能接受的手术治疗所需的费用上，癫痫患者的抗癫痫药需要长期服用，至少也需要数年时间，此外患者应用的抗癫痫药物种类、剂量不同，因此药物上的花费需要根据具体情况来预估。如果患者有手术治疗指征，联合手术治疗癫痫，手术治疗同样有很多不同的术式，其相应的适应证不同，费用差别极大。总体来说，治好癫痫需要的花费没有定论，但从治疗的长期性来说，其花费不低，但癫痫患者绝大部分治疗花费是可以通过医保报销的，癫痫患者不需要过度担忧费用问题。

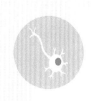

▶▶▶ 第五章

颅内肿瘤
相关性矮小症

Q: 什么是矮小症？

矮小症也称侏儒症，是一组因遗传或疾病因素导致的生长发育障碍性疾病，指儿童身高在相似生活环境下，低于同年龄、同性别正常儿童平均身高 2 个标准差，或身高每年增长低于 4 ~ 5 cm。

Q: 矮小症有哪些类型？

矮小症根据病因主要分为正常生长变异和病理性身材矮小两类，其中以内分泌系统疾病引起的生长激素缺乏性矮小症最为常见。

Q: 发病率如何？高危人群和风险因素有哪些？

我国儿童矮小症发病率约为 3%，其中生长激素缺乏性矮小症发病率为（20 ~ 25）/10 万，多见于男性患儿，男女比例为（3 ~ 4）∶1。高危人群和风险因素包括：家族性矮小，父母一人或双方有青春发育延迟病史，出生相关病变如早产、难产、小于胎龄儿、严重窒息等，以及颅脑肿瘤、感染、外伤、营养不良或吸收不良、性早熟、精神创伤、近亲结婚等。

Q: 什么是家族性矮小？

主要是遗传因素导致的身材矮小，父母当中至少有一人为矮小，患儿生长速度始终低于正常低值，骨龄延迟不明显。

Q: 什么是体质性生长延迟？

患儿出生时身高正常，儿童时期身高增长低于正常低值，但不影响成年身高，有明显的骨龄延迟。部分患者伴有青春发育的延迟，父母一方或双方可能有青春发育延迟史。

Q: 什么是生长发育迟缓？

表现为婴儿期生长发育迟缓，2 岁前有一段追赶生长期，最终身高和同龄人相似。与母体、胎盘、胎儿等因素相关。

相关术语：家族性矮小、体质性生长延迟、生长发育迟缓、病理性身材矮小、生长激素缺乏、性早熟、鞍区肿瘤、垂体瘤。

Q: 为什么会得矮小症？

遗传因素或者疾病因素导致儿童生长发育障碍进而出现矮小症，其病因复杂多样，其中以内分泌系统疾病引起的生长激素缺乏性矮小症最为常见。

Q: 怎么尽早发现自己得了矮小症？

对儿童生长发育进行有效的动态监测，及时记录身高并对其进行分析。若儿童身高在相似生活环境下，低于同年龄、同性别正常儿童平均身高 2 个标准差，或身高每年增长低于 4 ~ 5 cm 时应及时就诊。

Q: 矮小症有什么症状？

典型症状为身材矮小，低于正常同龄人平均身高。因病因不同可伴有其他症状，如软骨发育不全者除身材矮小外，可伴有四肢和躯干不成比例，四肢短小，头大，中指和环指之间通常有较大的距离，肘部活动受限，腿呈弓形，同时面部可有前额突出、鼻梁平坦、牙齿错位等表现，一般智力正常。

先天性脊柱骨骺发育不良表现为身材矮小、脖子和躯干短、四肢缩短，但手和脚大小同正常人，胸部呈筒状、腭裂、髋关节畸形导致大腿向内弯曲、脚扭曲或变形等。

生长激素缺乏症表现为青少年时期性发育迟缓或无性发育，出生时身长正常，多在 2 ~ 4 岁后才被察觉，体态匀称，身材比例停留在儿童时期，骨龄延迟至少 3 年，智力发育正常，性器官不发育或第二性征缺乏等。

Q: 哪些神经外科疾病可能会导致矮小症？

下丘脑 – 垂体周围病变放疗后、鞍区肿瘤、神经纤维瘤、垂体瘤及颅内感染等可引起矮小症。

Q: 头部外伤会引起矮小症吗？

绝大多数头部外伤不会引起矮小症，极少数情况下外伤引起下丘脑 – 垂体功能障碍可造成生长激素分泌不足，从而引起矮小症。

Q: 哪些颅内肿瘤会引起矮小症？

鞍区颅咽管瘤、异位松果体瘤和视交叉胶质瘤可引起垂体前叶功能障碍而导致发育停滞，引起矮小症。

Q: 放疗会引起矮小症吗？

下丘脑 – 垂体周围的病变行放疗时若影响了内分泌功能可引起生长激素分泌不足而导致矮小症，其他部位的放疗不会引起矮小症。

Q: 矮小症会出现视力下降吗?

鞍区肿瘤导致的矮小症,若病变累及视神经和视交叉可出现视力下降及视野缺损。

Q: 矮小症会表现为头痛、记忆力下降吗?

颅内肿瘤生长过大引起脑积水时会出现头痛、记忆力下降。

Q: 得了矮小症需要做哪些检验 / 检查?

需要常规进行血常规、尿常规、肝肾功能检查和垂体相关功能检查,同时还要进行生长激素激发试验、自主性血清生长激素分泌测定、IGF-1 测定。此外还需拍左手腕、掌、指骨正位片测骨龄,进行头部磁共振检查了解有无下丘脑 – 垂体发育异常或器质性病变,尤其是肿瘤性病变。

Q: 能够在家自检发现矮小症吗?

若家长发现患儿出现身材矮小、生长发育迟缓、身材比例异常等症状时应及时就诊。医生会根据患儿及家长的生长发育史和相关检查结构综合诊断。

Q: 为什么要做头颅磁共振检查?

头颅磁共振检查的目的是了解有无下丘脑 – 垂体发育异常或器质性病变,尤其是肿瘤性病变。

Q: 鞍区肿瘤相关性矮小症的诊断标准是什么?

患儿具有矮小症的典型临床表现,同时头颅磁共振检查发现鞍区存在肿瘤性病变。

Q: 头颅磁共振检查对人体有害吗？

磁共振对人体是没有危害的。其利用的是外加磁场，所以对人体没有辐射作用，虽然可能产生一点生物学效应，但是目前还没有发现对人体产生明显伤害的报道，所以磁共振检查相对于放射线检查来讲是安全的。

Q: 一定要做增强磁共振检查吗？

对于怀疑存在颅内肿瘤的矮小症患者，一定要行增强磁共振检查以明确病变可能的性质、质地、血运情况及与周围神经、血管结构的关系。

Q: 增强磁共振检查所用造影剂对人体有害吗？

增强磁共振检查所用的造影剂对人体伤害是不大的，少部分患者会出现一些不良反应，如皮肤瘙痒、恶心、呕吐等，一般不会很严重且短时间内可以缓解，所以不用过度担心。

Q: 进行增强磁共振检查需要空腹吗？

增强磁共振检查是经静脉注射某种造影剂后行磁共振扫描，少部分患者会出现恶心、呕吐等症状，因此一般建议检查前4 ~ 6小时禁食水。

Q: 得了矮小症怎么治疗？

矮小症治疗以激素类药物治疗、心理辅导及原发病治疗为主。对于鞍区肿瘤引起的矮小症需采取手术治疗。

Q: 哪些矮小症需要外科手术治疗?

对于肿瘤引起的继发性生长激素缺乏症所导致的矮小症，除了进行生长激素等内分泌治疗外，还需要行肿瘤切除手术。

Q: 目前常用的外科手术方式有哪些?

目前对于鞍区肿瘤常用的手术方式包括经鼻蝶手术和开颅手术 2 种。

Q: 经蝶外科手术具体是怎么做的?

经鼻蝶切除鞍区肿瘤手术是利用鼻腔自然腔隙进入蝶窦腔，从颅底方向切除肿瘤。具有创伤小、恢复快、肿瘤切除率高等优点。

Q: 矮小症需要哪些科室综合治疗?

矮小症需要综合治疗，涉及儿科、内分泌科、神经外科、中医科、心理门诊及放疗科等。

Q: 做经蝶外科手术，患者痛苦吗?

经蝶手术因无须开颅，具有创伤小、恢复快、反应轻、并发症少等优点。患者痛苦较小，少数患者可存在鼻腔不适等症状。

Q: 外科手术治疗治愈率高吗?

与开颅手术相比，经鼻蝶手术肿瘤切除彻底性高，内分泌功能缓解较好，视力视野改善率高，大多数患儿通过手术可达到治愈的目的。

Q: 如何抉择药物治疗还是手术治疗?

矮小症需要综合治疗，对于原发性生长激素不足者主要采取药物治疗的方法，而对于颅脑损伤、放疗或者肿瘤等引起的继发性生长激素缺乏者，除了补充生长激素外还要进行外科手术治疗。

Q: 经鼻蝶手术后并发症有哪些?

经鼻蝶手术的并发症包括嗅觉减退、鼻腔干燥、出血、鼻窦炎、囊肿、脑脊液漏和感染、血管损伤、颅内出血、颅内积气、眼睑下垂、复视、眼球运动障碍，丘脑下部损伤引起昏迷、多尿、电解质紊乱等。

Q: 手术后并发症发生率高吗?

随着科学技术的进步和临床医疗的飞速发展，经蝶手术并发症的发生率越来越低。术中结合神经导航、超声定位能减少甚至避免血管损伤，多角度内镜可清晰观察病变周围结构从而降低手术风险，多层修补颅底减少了术后脑脊液漏和颅内感染的发生。

Q: 术后鼻出血的预防措施是什么?

术后鼻出血多是由鼻腔黏膜供血动脉出血导致的，术中应用双极电凝止血会显著降低术后出血的发生率。极少数患者术后数天或数周因鼻腔干燥或用力擤鼻、抠鼻等动作引出鼻出血，因此术后需保持鼻腔湿润，定期冲洗鼻腔，避免用力擤鼻或抠鼻。

Q: 术后脑脊液漏的处理措施是什么？

少数患者在经鼻蝶手术后用力咳嗽、排便、打喷嚏时会出现鼻腔流出清亮液体，即脑脊液，这种情况称之为脑脊液鼻漏。一旦出现此种情况无须惊慌，大多数患者可通过卧床、避免用力、腰大池引流等方法治愈，极少数患者通过以上方法仍无缓解可行再次手术修补治愈。

Q: 术后感染如何处理？

经鼻蝶术后若出现头痛伴体温升高，应考虑感染可能。需及时到医院就诊，经腰椎穿刺证实颅内感染后可静脉应用可通过血–脑屏障的抗生素，必要时结合鞘内给药、腰大池引流。对于存在脑脊液鼻漏者还需手术修补漏口以控制鼻腔细菌继续向颅内扩散。

Q: 肿瘤性矮小症能治好吗？

对于鞍区颅咽管瘤、异位松果体瘤和视交叉胶质瘤可引起垂体前叶功能障碍而导致发育停滞的矮小症通过及时外科手术切除肿瘤，术后结合内分泌治疗可使生长发育正常进行，达到正常成人身高。

Q: 肿瘤性矮小症会遗传吗？

矮小症分为先天性、继发性和特发性。目前认为先天性矮小症大多数是常染色体隐性遗传，少部分是随性或常染色体显性遗传。而下丘脑 – 垂体及邻近的肿瘤如颅咽管瘤、垂体瘤、神经胶质瘤等引起的矮小症通常与遗传关系不大，主要是肿瘤生长造成下丘脑和垂体损害，导致生长激素分泌不足或功能紊乱引起矮小症。

Q: 肿瘤性矮小症能自愈吗？

肿瘤导致的矮小症一般不会自愈，通常需手术切除，并根据肿瘤的病理类型结合放疗、化疗达到治愈的目的。术后还需要进行生长激素补充等。同时要注意消除精神、心理等因素造成的不良反应。

Q: 肿瘤性矮小症一般多久能治愈？

肿瘤性矮小症需采用外科手术治疗，一般 1 周左右即可出院。但仍存在复发风险，因此需每 3 ~ 6 个月规律复查，若 5 年后无肿瘤复发即可认为达到临床治愈。

Q: 肿瘤性矮小症会影响寿命吗？

肿瘤性矮小症因病变多位于颅底中线区域，肿瘤生长常引起脑脊液循环受阻导致脑积水，从而引起头痛、呕吐、视盘水肿等颅内压增高症状，严重时导致脑疝而危及患儿生命。

Q: 做了经蝶手术还能恢复正常吗？

对于肿瘤导致的矮小症可通过经蝶手术切除肿瘤，术后规律复查并进行生长激素替代治疗，身高增长可慢慢恢复，一般会达到正常成人身高。

Q: 做了经蝶手术后还会复发吗?

肿瘤性矮小症患儿经鼻蝶手术为首选治疗方法,其肿瘤切除彻底,内分泌功能恢复好,视野视力治愈率高,绝大多数患儿通过手术即可治愈,少数患儿由于病理类型具有侵袭性生长的特点,存在复发风险,通过规律复查可及时发现,早期治疗。

Q: 矮小症术后需要静养吗? 能做运动吗?

矮小症患儿经鼻蝶术后根据术中脑脊液漏情况不同而采取不同的卧床时间,对于术中无脑脊液漏发生者,术后第一天即可下床活动;少量脑脊液漏并采取了修补措施者平卧观察 3 天无液体流出可下床活动;大量脑脊液漏者一般需卧床 2 周,待创口愈合后可下床活动。术后 1 个月内避免过度活动,但日常生活如走路、散步等不受影响。

Q: 哪些表现提示术后垂体功能低下?

术后患儿若出现精神萎靡、食欲缺乏、倦怠、嗜睡等症状多提示垂体功能低下,应及时去医院就诊。补充激素后上述症状可得到明显改善。

Q: 经蝶术后突然鼻腔流液如何处理?

若患儿在剧烈咳嗽、打喷嚏后鼻腔流出清亮液体多考虑脑脊液漏,此时不要堵塞鼻腔,避免低头等动作,可采取半卧位以减少液体流出。若液体流出未见减少应及时就诊,必要时需手术修补。

Q: 经蝶术后突然鼻腔出血如何处理?

少数患儿经鼻蝶术后在打喷嚏或抠鼻、用力擤鼻时出现鼻腔出血,多为鼻腔黏膜创面小动脉破裂引起的出血。此时应避免血液流入气管导致窒息,应及时就近就医,少量出血可通过鼻腔局部填塞止血,大量出血需手术电凝出血点止血。

Q: 经蝶手术后有什么忌口吗 / 能吃辣椒吗?

经鼻蝶手术后以清淡饮食为好,多吃含纤维食物以避免大便干燥。同时减少摄入刺激性食物,因其可引起鼻腔干燥及刺激鼻腔黏膜导致剧烈喷嚏,增加术后脑脊液漏和鼻出血的风险。

Q: 如何面对患病时的情绪变化?

矮小症患儿因身材矮小,容易受到同龄人的嘲笑,会产生自卑感,不愿接触社会,长时间会引发抑郁等心理疾病,因此医护人员及家属都应关注患儿的心理健康,疏导、开解患儿的心情,帮助其正确认识疾病,保持积极乐观的心态。

Q: 保持 / 获得亲密关系和社会支持的重要性有哪些?

一些患儿因父母离异或单亲家庭常引起心情压抑,导致下丘脑 – 垂体 – 胰岛素样生长因子生长轴的功能减退,使生长激素分泌缺乏,从而导致生长发育迟缓、身材矮小。

Q: 如何帮助患者缓解痛苦 / 疼痛?

家属应注意患儿的情绪及心态,多与之交流,使其积极面对生活，消除自卑心理，不仅能提高生活质量，也能对疾病的预后产生积极的影响。

Q: 出院前家里应该做什么准备？

保持良好的情绪，保证充足的睡眠，规律作息，适当运动，避免磕碰伤，营养均衡，避免过度饮食导致肥胖。

Q: 饮食管理需要注意什么？

不要过量补充营养，因很多营养品含有激素或过量补充食物使体内激素含量过高，反而影响治疗效果，应在专业医生或营养师的指导下均衡补充营养。

Q: 如何选择医院和医生？

一旦发现患儿身材矮小、生长发育迟缓、身材比例异常等症状时应及时去正规医院就诊。一般可选择内分泌科或儿科，若自卑感症状明显，还应考虑精神、心理科就诊。

Q: 矮小症的常规诊疗流程有哪些？

医生通过患儿的身高状况、生产史、家族史等，结合相关激素水平、影像学检查、基因检查等明确是否为矮小症。对于明确为矮小症者根据病因不同采取不同的治疗策略。对于因颅脑损伤、放疗、肿瘤等引起的继发性生长激素缺乏者，除了补充生长激素外还要对症行外科手术治疗。

▶▶▶ 第六章

脊髓栓系

Q: 脊髓栓系是怎么回事?

脊髓栓系综合征又称脊髓圆锥栓系征、终丝综合征、低位脊髓征,多由先天性神经发育异常所致。就病因而言,脊髓栓系多由各种先天性病变或后天性因素(如)使脊髓受牵拉、脊髓圆锥在椎管内的移动受到束缚,造成脊髓圆锥出现缺血、缺氧、神经组织变性甚至坏死等病理和病理生理学改变。随着病情进展,脊髓栓系可引起下肢感觉障碍(如腰腿痛、下肢感觉异常)、运动功能障碍(如下肢肌力下降、反射异常和肌萎缩)或畸形(如髋关节或踝关节变形、马蹄形高弓内翻足)、二便功能障碍和性功能障碍、神经营养不良性顽固性皮肤溃疡等神经损害,需要尽早诊断、及时治疗。

Q: 脊髓栓系是脊髓被"拴住"了吗?

脊髓栓系综合征源自英文的"tethered cord syndrome",其中的单词"tether"(栓系)蕴含着"拉绳的力量越大,绳就越紧张"之意。由此可见,脊髓栓系综合征可以简单地理解为脊髓被"拴住"而引起的疾病,是脊髓尾端被非弹性组织"拴住"而造成的神经功能障碍。这种功能障碍因脊髓牵张力增加而呈进行性加重,比如患儿在青春期快速生长发育或应力性脊髓屈曲和伸展等情况下常造成脊髓张力增高和损伤加重。因此,对于脊髓栓系综合征患者,及时通过手术解除"拴系",可简单地理解为给脊髓"松绑"的手术,才能使患者的神经功能障碍得以改善。

Q: 什么人容易患脊髓栓系?

脊髓栓系综合征按形成原因可分为原发性脊髓栓系综合征和

继发性脊髓栓系综合征，以婴幼儿和脊髓手术患者常见。

　　第一类脊髓栓系称为原发性脊髓栓系综合征，也称先天性脊髓栓系综合征，为神经管发育畸形的一种主要类型，常见于脊柱裂患者，约20%脊柱裂患者可合并脊髓栓系，患者也常合并骶尾部皮肤异常。对于出生后即发现骶尾部有皮肤凹陷、皮肤窦道、皮肤斑点、皮肤痣、皮肤血管瘤、多毛症、皮赘、皮下脂肪瘤、皮肤色素沉着、臀沟偏斜、肛门闭锁等异常（图6-1）的患者，要考虑到脊柱裂和脊髓栓系的可能性，应尽早进行腰骶椎磁共振检查明确。

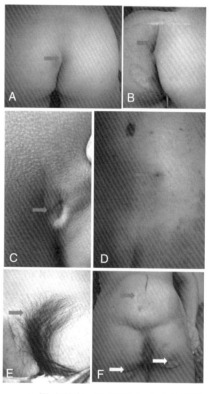

　　第二类脊髓栓系称为继发性脊髓栓系综合征，多由脊髓脊膜膨出缝合术后瘢痕、脊髓脊柱畸形手术后局部粘连、皮样囊肿、粘连性蛛网膜炎等所致，也可见于硬膜下肿瘤、感染、骶尾部钝性损伤等手术后。因此，腰骶部脊柱手术患者容易得继发性脊髓栓系综合征。

　　A.臀沟偏斜；B.臀沟上方皮肤凹陷；C.臀沟侧方皮肤小凹；D.臀沟侧上方皮肤陷窝（皮毛窦）；E.簇状毛发；F.皮肤脂肪瘤（红箭头）和皮肤溃疡（黄箭头）。

图6-1　脊髓栓系患者体表异常

Q: 脊髓栓系应该就诊于哪个科?

脊髓栓系综合征主要就诊于神经外科，这是因为无论是由先天发育异常造成的原发性脊髓栓系综合征，还是由腰骶部手术造成的继发性脊髓栓系综合征，其本质都是脊髓被"拴住"，使脊髓的活动受到束缚，从而引起脊髓和神经根病变相关的神经功能障碍。因此，这类疾病最确切的治疗是由神经外科医生在手术显微镜下和电生理监测下进行精细手术，解除脊髓栓系，以促进神经功能恢复。当然，对于合并高弓足畸形和脊柱侧弯畸形的患儿，有时还需要在骨科和矫形外科就诊，以矫正骨骼畸形。对于合并神经源性膀胱的患儿，还需要泌尿外科和神经外科医生共同评估和治疗。

Q: 脊髓栓系是先天性的吗?

大部分脊髓栓系是先天性的，但也有少数脊髓栓系为后天性的。先天性脊髓栓系综合征是由胚胎时期神经管发育畸形所致，患者常合并脊柱裂、脊膜膨出、脊髓脊膜膨出等。患儿在出生时常可见骶尾部皮肤异常，如皮肤凹陷、皮肤窦道、皮肤斑点、皮肤痣、皮肤血管瘤、多毛症、皮赘、皮下脂肪瘤、皮肤色素沉着、臀沟偏斜、肛门闭锁等（图 6-1），这些体表标志均提示存在脊柱裂和脊髓栓系的可能。

还有少数脊髓栓系称为继发性脊髓栓系综合征，多由脊髓脊膜膨出缝合术后瘢痕、脊髓脊柱畸形手术后局部粘连、皮样囊肿、粘连性蛛网膜炎等所致，也可见于硬膜下肿瘤、感染、骶尾部钝性损伤等手术后。

Q: 成人也会患脊髓栓系吗？

大部分脊髓栓系综合征是先天性的，在患儿出生时即可发现骶尾部皮肤异常等迹象，进一步检查后即可确诊为脊髓栓系。也有一部分先天性脊髓栓系患儿，由于体表特征不突出、孕期产检不规范及儿童时期神经功能障碍不严重等原因未得到及时确诊，到成人阶段因进行性加重的神经功能障碍或在外伤后突然出现症状才确诊，这类成人脊髓栓系综合征实际上是成人阶段才确诊的先天性脊髓栓系综合征。

还有少数脊髓栓系称为继发性脊髓栓系，多由脊髓脊膜膨出缝合术后瘢痕、脊髓脊柱畸形手术后局部粘连、皮样囊肿、粘连性蛛网膜炎等所致，也可见于硬膜下肿瘤、感染、骶尾部钝性损伤等手术后。这类继发性脊髓栓系综合征主要见于成人。

Q: 脊髓栓系可以是后天形成的吗？

虽然大部分脊髓栓系综合征是先天性的，是由胚胎时期神经管发育畸形引起的，但也有一小部分脊髓栓系综合征是后天形成的。这类后天性的脊髓栓系称为继发性脊髓栓系，多由脊髓脊膜膨出缝合术后瘢痕、脊髓脊柱畸形手术后局部粘连、皮样囊肿、粘连性蛛网膜炎等所致，也可见于硬膜下肿瘤、感染、骶尾部钝性损伤等手术后。因此，腰骶部脊柱手术后的患者新发症状出现则应及时就诊。如确诊为继发性脊髓栓系，必要时还需再次手术松解脊髓栓系。

Q: 脊髓栓系会遗传吗？

虽然大部分脊髓栓系综合征是先天性的，是胚胎时期神经管发育畸形引起的，但脊髓栓系综合征并不是典型的遗传性疾病，目前还没有明确哪些基因突变可引起脊髓栓系综合征。由此可见，大部分脊髓栓系综合征并非遗传性疾病。目前研究认为，脊髓栓系主要与叶酸缺乏有关。因此，加强孕期保健，特别是在孕前期和孕早期加强叶酸和微量元素的补充有助于降低包括脊柱裂和脊髓栓系在内的各种神经管畸形的发生风险。

近年来也有研究显示，脊髓栓系综合征的发病也有一些家族倾向，因此建议有椎管闭合不全孩子的父母需要进行遗传咨询，因为他们的第二个孩子得脊柱裂、脊髓栓系的风险将增加。另外，母亲需要在下一次怀孕前进行潜在致畸药物及补充叶酸的咨询辅导。母亲怀孕后需要进入高危监护病房，并定期进行超声和 α-甲胎蛋白监测。

Q: 脊髓栓系患者可以生孩子吗？

脊髓栓系综合征是先天性疾病，并不是典型的遗传性疾病，因此大部分脊髓栓系综合征患者是可以生孩子的。由于近年来也有研究显示，脊髓栓系综合征的发病也有一些家族倾向，因此建议在计划怀孕前进行遗传咨询，排查潜在致畸药物，补充叶酸和微量元素。怀孕后定期进行超声和 α-甲胎蛋白监测。此外，对严重脊髓栓系的女性患者，由于孕期脊柱曲度发生改变，有可能会造成脊髓栓系的张力增加和脊髓功能障碍加重，需要在计划怀孕前到神经外科咨询，必要时可先通过手术解除脊髓栓系，以免孕期脊髓受牵拉导致神经功能障碍加重，甚至造成二便失禁和下肢瘫痪。

Q: 臀沟偏斜是脊髓栓系吗?

臀沟偏斜是脊髓栓系的体表特征之一,但有臀沟偏斜并不一定就是脊髓栓系。对于出生后即发现臀沟偏斜的婴儿,家长应提高警惕,如果条件允许尽早带孩子到儿科门诊和神经外科门诊去进行相关检查,以除外脊髓栓系。

除了臀沟偏斜外,骶尾部皮肤凹陷、皮肤窦道、皮肤斑点、皮肤痣、皮肤血管瘤、多毛症、皮赘、皮下脂肪瘤、皮肤色素沉着、肛门闭锁等也提示患儿可能有脊柱裂和脊髓栓系。因此,对于出生后发现这些体表标志的患儿,应尽早到医院完善腰骶椎磁共振检查,以明确是否患有脊髓栓系,从而做到早诊断、早治疗。

Q: 脊柱裂就是脊髓栓系吗?

脊柱裂并不等同于脊髓栓系。脊柱裂是脊柱骨质闭合不全,多见于腰骶椎的棘突和椎板。大部分脊柱裂为隐性脊柱裂,不合并脊膜膨出,也无脊髓脊膜膨出或脊髓栓系。因此,对于这些隐性脊柱裂患者并不需要治疗。然而,也有一些脊柱裂患者可能合并脊髓栓系,约占全部脊柱裂患者的1/5。因此,脊柱裂并不等于脊髓栓系。

如果经检查发现存在脊柱裂,且有一些体表标志,如骶尾部皮肤凹陷、皮肤窦道、皮肤斑点、皮肤痣、皮肤血管瘤、多毛症、皮赘、皮下脂肪瘤、皮肤色素沉着、肛门闭锁等,则提示有可能为脊髓栓系,应尽早到医院进行检查。此外,对于骶尾部 X线片和CT检查发现脊柱裂的患儿,也应完善腰骶椎磁共振检查,以明确是否有脊髓栓系。

Q: 脊膜膨出是怎么回事？

脊膜膨出是一种先天性神经管畸形，由胚胎期神经管闭合时中胚叶发育障碍所致，表现为脊柱的骨质闭合不全，在脊柱的背侧或腹侧形成裂口，硬脊膜连同其内的脑脊液从骨缺损处向外膨出。

脊膜膨出一般在出生后即可发现，多表现为患儿背部正中有或大或小的局限性囊性包块，囊内充满脑脊液，其内无神经组织或仅见一条细纤维带连至脊髓表面。囊颈通常较细，椎管内脊髓为正常结构，表面皮肤多正常。严重的脊膜膨出患儿可伴有不同程度的下肢感觉和运动功能障碍及大小便功能障碍，还可因膨出的脊膜囊破裂引起低颅压和脑膜炎。因此，脊膜膨出在明确诊断后应及时手术治疗。

Q: 脊膜膨出和脊髓栓系有关系吗？

脊膜膨出和脊髓栓系都是先天性神经管畸形，二者可同时发生，有一定关联性，但又不可等同。脊膜膨出为胚胎期神经管闭合时中胚叶发育障碍所致的先天性神经管畸形，表现为椎管未能闭合，在脊柱的背侧或腹侧形成裂口，硬脊膜连同其内的脑脊液从骨缺损处向外膨出。脊髓栓系是各种原因造成脊髓受到牵拉，可以由脊膜膨出引起，也可以由脊髓脊膜膨出、脊髓圆锥部脂肪瘤、终丝增粗及脂肪变等引起，还可以因骶尾部手术后粘连性蛛网膜炎引起。由此可见，脊膜膨出和脊髓栓系有一定的关联性，但为不同的两种疾病。

Q: 马蹄内翻足是脊髓栓系吗？

马蹄内翻足即足内翻，呈马蹄状（图6-2），主要分为先天性畸形和后天性内翻两种，是一种常见的先天性畸形。脊髓栓系患者因腰骶神经受累可出现马蹄内翻足表现，但马蹄内翻足并非全是由脊髓栓系导致的，还有其他原因。具体而言，马蹄内翻足主要是由足部肌力不平衡所致，肌肉的不平衡久之形成骨关节畸形，在畸形的基础上负重造成畸形更加严重。脊髓栓系的患者因脊髓功能受损，主要可表现为进行性加重的下肢运动和感觉功能障碍、排便和排尿功能障碍，部分患儿可因步态异常到骨科就诊，其足部畸形主要表现为高弓足或马蹄足，还可出现足部感觉功能丧失和神经营养不良性溃疡。对于有马蹄内翻足和其他相关表现的患儿应警惕脊髓栓系的可能性，需尽快通过腰骶椎磁共振检查明确。

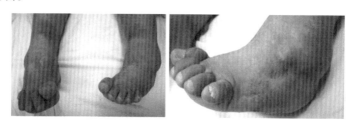

A. 双侧马蹄内翻足，左侧为著；B. 马蹄内翻足外侧的皮肤溃疡。

图 6-2　脊髓栓系患者的马蹄内翻足和皮肤溃疡

Q: 什么是显性脊柱裂？

显性脊柱裂是一种较为严重的先天性神经管发育畸形，主要包括脊膜膨出和脊髓脊膜膨出等类型。这类疾病突出表现为出生时背部中线的颈、胸或腰骶部存在囊性肿物，多呈圆形或椭圆形。囊肿的基底多较宽，表面皮肤正常，也可呈瘢痕样且菲薄，破溃者有脑脊液流出。婴儿哭闹时包块可增大，压迫包块时前囟膨隆，透光试验阳性，内含脊髓和神经根者有时可见包块内阴影。

由于显性脊柱裂多为脊髓脊膜膨出或脊膜膨出，患者常有脊髓末端发育畸形、变性、脊髓空洞形成，因此多有不同程度的双下肢运动和感觉功能障碍、排便和排尿功能障碍，严重时可能出现截瘫和大小便失禁。因此，显性脊柱裂在诊断明确后应尽早治疗。

Q: 什么是隐性脊柱裂?

隐性脊柱裂是一种先天性神经管发育畸形，是最常见的脊柱先天性畸形，多位于腰骶部。隐性脊柱裂在体表无椎管内容物膨出，仅有椎板缺如，病变部位的硬脊膜内外层可有纤维和脂肪增生、蛛网膜纤维变性和囊肿形成、神经根粘连、脊髓发育异常、终丝增厚等。在相应部位的体表，常可见局部皮肤凹陷、毛细血管扩张、毛发增多和色素沉着或有窦道与椎管相通。因此，对于有这些体表标志的患者应警惕脊髓栓系的可能性，应尽早完善腰骶椎磁共振检查。

大部分隐性脊柱裂患者无明显临床症状，多在 X 线片或 CT 检查时发现。少数以轻度的小便失禁和遗尿为唯一表现。有20%左右的隐性脊柱裂因合并脊髓栓系导致发育过程中神经根的牵拉和受压而出现下肢无力、尿失禁、骶神经分布区感觉障碍等临床症状，需要考虑神经外科手术治疗。

Q: 隐性脊柱裂可以合并脊髓栓系吗?

隐性脊柱裂是脊柱先天性畸形中最为常见的一种，发病率为 1%，多位于腰骶部。大部分隐性脊柱裂不合并脊髓栓系，患者也无明显临床症状，多在 X 线片或 CT 检查时发现。约有 20% 左右的隐性脊柱裂合并脊髓栓系，这类患儿多因发育过程中神经根的牵拉和受压出现下肢无力、尿失禁、骶神经分布区感觉障碍等临床症状，此时需要考虑神经外科手术治疗。少数以轻度的小便失禁和遗尿为唯一表现。

隐性脊柱裂在体表无椎管内容物膨出，仅有椎板缺如，病变部位的硬脊膜内外层可有纤维和脂肪增生、蛛网膜纤维变性和囊肿形成、神经根粘连、脊髓发育异常、终丝增厚等。病变区域局部皮肤凹陷，毛细血管扩张，毛发增多和色素沉着或有窦道形成与椎管相通。

Q: 脊髓脊膜膨出能治愈吗?

未经手术治疗的脊髓脊膜膨出患儿在出生后一年内的病死率高达 80% ~ 90%。除非患儿有双下肢迟缓性瘫痪、大小便失禁伴进行性脑积水；或有肉眼可见的其他严重先天性畸形；或有难以控制的新生儿脑室炎等表现，均应在确诊后尽早手术治疗。一般在新生儿出生后 12 ~ 24 小时进行手术。通过手术治疗，能使患儿的生存率提高至 80% ~ 90%，且脊髓脊膜膨出的损害部位越低，存活率越高。及早手术还有助于避免神经功能障碍进行性加重，提高治愈率。

Q: 脊髓脊膜膨出术效果如何?

未经手术治疗的脊髓脊膜膨出患儿在出生后一年内的病死率

高达 80% ~ 90%。通过手术治疗能使脊髓脊膜膨出患儿的生存率显著提高至 80% ~ 90%，且脊髓脊膜膨出的损害部位越低，存活率越高。目前提倡在新生儿出生后 12 ~ 24 小时进行手术，及早手术助于避免神经功能障碍进行性加重。一般而言，畸形程度越严重、损害部位越高，患儿手术后的效果也就越差。患儿术后的死亡原因主要有脑室炎、脑积水与分流相关并发症、肺炎和肾脏并发症等。

Q: 脊髓脊膜膨出手术费用是多少？

脊髓脊膜膨出因患者病变范围和严重程度、手术方式、术中是否需要修补硬膜及同时处理其他畸形、所在地区和所选择医院等不同，手术费用往往会存在一定差异。总体而言，硬脊膜膨出的手术费用仅需数千元，包括术前及术后的检查费用、住院费用、麻醉费用、围手术期用药费用、术中耗材费用等住院期间的相关费用一般花费需 3 万 ~ 5 万元，如患者病变严重或发生神经系统感染等，总体花费会有所增加。

Q: 脊髓脊膜膨出患者能结婚吗？

脊髓脊膜膨出是胚胎期神经管闭合时中胚叶发育障碍所致，表现为椎管闭合不全伴缺损部位的囊性膨出包块，其内含有脊髓和硬脊膜。因其好发于骶尾部，如不及时治疗，患者常表现为进行性发展的腰骶部神经损害，出现不同程度的双下肢截瘫、大小便失禁和性功能障碍，影响生活自理和生育能力。然而，由于脊髓脊膜膨出不是典型的遗传性疾病，如果患者症状不严重，一般不会影响结婚，但建议在计划孕育前先进行遗传学咨询，并注意孕期补充维生素和叶酸。

Q: 脊髓脊膜膨出好发于什么部位？

脊髓脊膜膨出为胚胎期神经管闭合时中胚叶发育障碍所致，表现为椎管闭合不全，可以发生在脊柱轴线上的任何部位，但一般以腰部或腰骶部多见，这类患者在出生后即可发现腰骶部的囊性包块，其次的好发部位是颈部，其他部位均较少发生。脊髓脊膜膨出一般以向后膨出最为常见，少数向前或侧方膨出，表现为凸向咽后部、纵隔、腹膜后、盆腔的囊肿或巨大的膨出突入直肠或阴道等部位，有时甚至会误诊为胸腔、腹腔或盆腔的肿瘤。

Q: 脊髓脊膜膨出导致的大小便失禁怎么办？

脊髓脊膜膨出如不及时处理，患者常会出现进行性加重的腰骶神经损害表现，如不同程度的双下肢运动、感觉障碍甚至截瘫，大小便功能障碍甚至二便失禁。因此，目前多主张早期手术修补脊膜膨出，充分游离、松解和还纳脊髓和神经，以防止症状加重，并使原有症状得以改善。然而，即使未能及时处理，已出现二便失禁和（或）下肢瘫痪的患者，一般也主张积极创造条件进行手术治疗，同时积极防治尿路感染、压疮等并发症。

Q: 新生儿脊髓脊膜膨出怎么治疗？

新生儿的脊髓脊膜膨出一般多主张早期手术修补，多在患儿出生后 12 ～ 24 小时内进行手术。术中切除膨出囊，充分游离、松解和还纳脊髓和神经，解除脊髓栓系和压迫，修补脊膜缺损，以防止症状加重和改善原有症状。对于合并脑积水的患儿，需先行脑室－腹腔分流术，然后再做脊膜膨出切除修补术。如患儿的脊髓脊膜膨出囊壁已破溃或极其菲薄，随时可能破裂，一般需行紧急手术或提早手术。如囊壁已破溃或有脑脊液漏合并继发感染者，应在感染控制、创面清洁后进行手术。

Q: 脊膜膨出的治疗方法有哪些？

脊膜膨出无药物治疗方法，以手术治疗为主，且强调尽早手术治疗。这是因为若不及时处理，随着患儿年龄增长病变会逐渐进展，神经功能障碍也会进行性加重。因此，一般多主张在诊断明确后及早行手术修补，术中充分游离、松解和还纳膨出的脑组织、脊髓和神经，剪除部分囊壁，行硬脊膜囊塑形，以防止症状加重并改善原有症状。

Q: 脊髓脊膜膨出治愈率如何？

脊髓脊膜膨出的治疗效果与病变严重程度和治疗时机等因素密切相关。一般而言，畸形部位越高，范围越广泛，畸形程度越复杂，病情也就越严重，治愈的机会也就越小。完全性脊柱裂常伴有严重的颅裂和其他畸形，往往为死胎。部分性脊柱裂伴脊髓脊膜膨出强调一经确诊应尽早手术，多在患儿出生后 12 ～ 24 小时内进行手术，以获得更高的治愈率。如不及时处理，随着病变进展，神经功能障碍会进行性加重，严重者可有双下肢截瘫、二便失禁，即使进行手术也难以治愈。

Q: 脊髓脊膜膨出后遗症怎么办？

脊髓脊膜膨出的主要后遗症是畸形过于严重或治疗不及时造成进行性加重的神经功能障碍，以不同程度的双下肢截瘫和大小便失禁等神经损害的后遗症为主要表现，有时还会出现下肢骨骼畸形、皮肤顽固性溃疡、压疮等。对于此类后遗症重在提高对本病的认识，及时诊断并尽早采取手术治疗，力争在出现不可逆的严重后遗症之前通过手术松解脊髓和神经根粘连，将其还纳至椎管内，及时修补硬脊膜缺损。如已有二便失禁和（或）下肢瘫痪，仍应积极创造条件进行手术治疗，并在术后予以专业化的康复训练，同时积极防治尿路感染、压疮等并发症的发生。

Q: 脊髓脊膜膨出怎么治疗？

脊髓脊膜膨出是胚胎期神经管闭合时中胚叶发育障碍形成的先天性畸形，没有药物治疗方法，一旦诊断明确，均应行手术治疗，且强调尽早手术治疗为好。一般在出生后即可发现背部包块，诊断明确后在患儿出生后 12 ～ 24 小时内进行手术为好。对于合并脑积水的患儿，需先行脑室 - 腹腔分流术，然后再做脊膜膨出切除修补术。如患儿的脊髓脊膜膨出囊壁已破溃或极其菲薄，随时可能破裂，一般需紧急手术或提早手术。如囊壁已破溃或有脑脊液漏合并继发感染者，应在感染控制、创面清洁后进行手术。

Q: 脊髓脊膜膨出能治好吗？

脊髓脊膜膨出是否能治好受很多因素影响，其中主要与病变严重程度和治疗时机等因素密切相关。畸形部位越高，范围越广泛，畸形程度越复杂，病情也就越严重，能治好的机会也就越小。而治疗不及时，随着病变进展会出现神经功能障碍进行性加重，严重者可有双下肢截瘫、二便失禁，此时再进行手术也难以治好。所以目前强调一经确诊后尽早进行手术治疗，一般在患儿出生后 12 ~ 24 小时内即可进行手术。

Q: 脊膜膨出与脊髓脊膜膨出怎么治疗？

脊膜膨出与脊髓脊膜膨出都是脊柱轴线上的先天性畸形，在治疗策略上应在诊断明确后及早进行脊膜膨出修补手术或脊髓脊膜膨出修补手术。对于脊膜膨出的患儿，一般在出生后 1 ~ 2 周进行脊膜膨出修补术，条件允许者可延至 2 ~ 3 个月进行手术更安全，如囊壁菲薄有破裂并有继发感染风险者应行急诊手术，已破溃并继发感染者应在积极控制感染后再手术。脊髓脊膜膨出的患儿更强调尽早手术，一般在患儿出生后 12 ~ 24 小时内即可进行手术。

Q: 脊髓脊膜膨出是大病吗？

脊髓脊膜膨出是一种较为严重的先天性神经管畸形，常有明显的神经功能障碍，是需要及时处理的"大病"。具体而言，脊髓脊膜膨出由胚胎期神经管闭合时中胚叶发育障碍所致，表现为椎管未能闭合，在脊柱的背侧或腹侧形成裂口，脊髓连同硬脊膜从骨缺损处向外膨出。脊髓脊膜膨出一般在出生后即可发现背部正中有局限性囊性包块，可伴有双下肢功能障碍和大小便失禁，有时还伴有畸形足。因此，脊髓脊膜膨出是一种较为严重的先天性神经管畸形，应及早明确后及时手术治疗。

Q: 脊髓脊膜膨出好治疗吗？

脊髓脊膜膨出是一种较为严重的先天性神经管畸形，较难实现彻底治愈。脊髓脊膜膨出以背部正中局限性囊性包块、一侧或双侧下肢完全性或不完全性的迟缓性瘫痪、感觉缺失和大小便失禁为主要表现。如不进行治疗，患儿在出生后一年内的病死率高达 80% ~ 90%。通过手术治疗能将生存率显著提高至 80% ~ 90%。患儿神经功能是否完全恢复正常与畸形程度、损害部位高低、是否合并其他畸形、手术时机等有关，一般认为在明确诊断后及时手术治疗为好。

Q: 脊髓脊膜膨出有并发症怎么办？

脊髓脊膜膨出的并发症主要有两大类：一是膨出的囊壁破溃，细菌随之入侵，使患儿发生脑膜炎和中枢神经系统感染，此时应积极进行抗感染治疗和支持治疗并尽快妥善处理病变部位，以免造成反复感染。二是随着病情进展，患儿容易出现进行性加重的双下肢肌力减退、肌肉萎缩甚至截瘫，大小便功能障碍甚至失禁等神经损害症状，这类并发症重在预防。因此，对于脊髓脊膜膨出一旦明确诊断，应及时手术治疗，才能有效避免和预防并发症的发生。即使已有二便失禁、下肢瘫痪也应积极创造条件进行手术治疗。对于已出现神经源性膀胱等并发症的患者，必要时可考虑骶神经电刺激或神经重建手术治疗。

Q: 脊髓脊膜膨出有哪些症状？

脊髓脊膜膨出主要表现为患儿出生时即可在背部中线的颈、胸或腰骶部发现一个囊性肿物，大小不一，多为圆形或椭圆形，多数基底较宽，表面皮肤正常或呈瘢痕样且菲薄，破溃时有脑脊液流出。婴儿哭闹时包块可增大。患儿可出现不同程度的双下肢截瘫和大小便失禁等神经损害症状。如膨出囊壁破溃，患儿易发生脑膜炎。某些脊髓脊膜膨出突出至胸腔、腹腔或盆腔内，可出现包块和相应的内脏压迫症状。如合并脑积水或其他畸形也可出现相应症状。

Q: 脊髓栓系综合征怎么治疗？

脊髓栓系综合征需要通过手术进行治疗切断终丝、解除脊髓受压、梳理马尾，以改善脊髓圆锥的血液循环。治疗目的是防止病情继续发展，一般在出现症状后 2 年之内进行手术治疗者预后较好，已出现大小便功能障碍提示预后不良。手术通常难以使大小便功能障碍、下肢和足部的变形得到改善，但疼痛和不完全的下肢肌力减退得到一定程度的改善，下肢和足部的变形也可通过矫形手术治疗得以改善。

Q: 脊髓栓系综合征有哪些症状？

脊髓栓系综合征为先天性或后天性因素使圆锥位置过低和

（或）在椎管内不能移动，从而引起进行性神经损害综合征。患者最常见的症状为背痛、腿痛、下肢肌力下降、反射和感觉丧失、髋腿部变形、走路姿势改变等不同程度的肢体感觉、运动障碍，以及大小便功能障碍，约半数以上患者伴有皮肤畸形，腰骶部皮肤凹陷或窦道、血管瘤、多毛、皮肤赘生物、皮下脂肪瘤、肛门闭锁畸形，还可有脊柱侧凸、弓形足畸形、一侧下肢变细无力等表现。

Q: 脊髓栓系综合征术后会复发吗？

脊髓栓系综合征术后是有可能出现复发的。如第一次手术处理不当或患者原发病情较为严重时，术后可能因为术区瘢痕粘连、脊髓圆锥部位脂肪瘤复发等因素引起复发，出现与原有症状类似的表现，此时需要再次手术探查，松解瘢痕粘连、切除复发肿瘤方能缓解。复发性脊髓栓系因解剖结构紊乱，手术难度更大，因此强调尽可能由富有处理经验的医生在电生理监测下进行手术，以提高手术安全性并降低复发风险。

Q: 没有脊柱裂就不是脊髓栓系吗？

没有脊柱裂也可能有脊髓栓系。脊柱裂是指骨质闭合不全，多见于腰骶椎的椎板。大部分脊柱裂为隐性脊柱裂，不合并脊髓栓系，对于这些隐性脊柱裂患者并不需要治疗。约 1/5 的脊柱裂患者可能合并脊髓栓系。因此，并非所有的脊柱裂患者都会有脊髓栓系，没有脊柱裂也不代表就没有脊髓栓系。对于具有骶尾部皮肤凹陷、皮肤窦道、皮肤斑点、皮肤痣、皮肤血管瘤、多毛症、皮赘、皮下脂肪瘤、皮肤色素沉着、肛门闭锁等局部表现的脊柱裂患者，提示有可能为脊髓栓系，应尽早到医院进行检查。此外，对于骶尾部 X 线片和 CT 检查发现脊柱裂的患儿，也应完善腰骶椎磁共振检查，以明确是否有脊髓栓系。

Q: 脊髓栓系属于大病吗？

脊髓栓系是否为大病取决于其严重程度。对于单纯终丝增粗、终丝脂肪变等原因引的脊髓栓系，如能及时发现并妥善地通过微创手术处理，一般不会出现严重神经功能障碍，不能算"大病"。如果脊髓栓系由脊髓脊膜膨出或脊髓圆锥脂肪瘤所致，患者多有较为严重的神经功能障碍，如不同程度的双下肢截瘫和大小便失禁等神经损害症状。这类患者不仅需要通过神经外科手术解除脊髓栓系，有时还需要通过骨科手术处理高弓足畸形，通过整形外科手术处理顽固性皮肤溃疡等，因此这类脊髓栓系应属于较为严重的"大病"。

Q: 什么是闭合性脊柱裂伴脊髓栓系？

闭合性脊柱裂是指没有脊髓脊膜膨出，也没有脊膜膨出的脊柱裂类型。闭合性脊柱裂虽然没有突出于体表的包块，但仍然可能会合并脊髓栓系。这是因为闭合性脊柱裂的患者也可能会有脊髓终丝增粗和脂肪变，使终丝失去弹性，进而造成脊髓圆锥部位受到持续性牵拉，引起脊髓栓系。此外，闭合性脊柱裂患者也可能会有脊髓纵裂畸形、脊髓圆锥脂肪瘤等病变，这些病变同样可造成脊髓栓系。因此，闭合性脊柱裂是可以伴有脊髓栓系的。

Q: 屁股上有毛发是脊髓栓系吗?

患儿在出生后骶尾部皮肤有簇生的毛发需要警惕脊柱裂的可能性，但并不一定有脊髓栓系。骶尾部的簇状毛发、皮肤凹陷、皮肤窦道、皮肤斑点、皮肤痣、皮肤血管瘤、皮赘、皮下脂肪瘤、皮肤色素沉着、臀沟偏斜、肛门闭锁等体表异常提示可能存在脊柱裂，即使患者存在脊柱裂，也不一定会有脊髓栓系。这是因为仅有 1/5 左右的脊柱裂患者会有脊髓栓系。因此，骶尾部皮肤有簇状毛发，特别是臀沟上方的中线部位有簇生毛发，应作为警惕脊柱裂、脊髓栓系的警示信号，但并不等同于脊髓栓系，应尽早通过腰骶椎磁共振检查明确患儿是否有脊髓栓系。

Q: 宝宝屁股中间长了"小尾巴"是脊髓栓系吗?

患儿在出生后骶尾部长了"小尾巴"（也称皮赘）是先天性神经管发育异常的警示信号，这类患者合并脊柱裂和脊髓栓系的风险比较高。对于这类患儿，一般建议尽早完善腰骶椎磁共振检查，以明确是否有脊髓栓系、脊髓纵裂畸形、脊髓圆锥部位脂肪瘤等病变，并对患儿的临床状况进行评估，特别是双下肢的运动和感觉功能、排尿和排便功能。如确诊为脊髓栓系，建议尽早到神经外科接受手术治疗，以免神经功能障碍进行性加重，造成不可逆性损害。

Q: 屁股上有个大包是脊髓栓系吗?

患儿在出生后臀部长了一个大包的情况常提示有局部的脂肪

瘤、脊膜膨出或脊髓脊膜膨出的情况，这些情况常合并脊髓栓系。如果局部包块质地比较韧，则提示脂肪瘤的可能性大，这种脂肪瘤常常会合并脊柱裂，甚至与椎管内的脂肪瘤相连并且造成脊髓栓系。如果这个大包有波动感，则常提示为脊膜膨出或者是脊髓脊膜膨出，这些情况也常合并脊髓栓系。因此，如果孩子在出生之后，屁股的位置，特别是正中间的这个位置，如果有明显包块应该尽快完善相关检查，特别是腰骶椎的磁共振检查，明确是否合并骶尾部脂肪瘤、脊膜膨出或脊髓脊膜膨出，在诊断明确之后应该尽早进行治疗，以免神经功能障碍进行性加重。

Q: 屁股中间流水是脊髓栓系吗？

患儿在出生后骶尾部有液体流出需要警惕脊膜膨出、脊髓脊膜膨出或皮毛窦等引起脑脊液渗漏的情况，这些病变很有可能合并脊髓栓系，应尽快找神经外科进行检查和评估。通过腰骶椎磁共振检查多可明确是否合并脊髓栓系，还可了解是否有脊膜膨出、脊髓脊膜膨出、皮肤窦道等情况。在完善评估后，对于这种脑脊液渗漏的情况多需要尽快处理，以免导致感染而引起脑膜炎。

Q: 怎样才能发现脊髓栓系？

脊髓栓系可以通过以下方式发现：第一，可通过孕期检查发现，对于合并脊柱裂、脊膜膨出、脊髓脊膜膨出、终丝增粗和脂肪变等造成脊髓圆锥低位的脊髓栓系可通过孕期超声检查发现，对于不太明显但严重的脊髓栓系可通过磁共振检查确诊。第二，在孩子出生后，如发现骶尾部有皮肤凹陷、皮肤窦道、皮肤斑点、皮肤痣、皮肤血管瘤、多毛症、皮赘、皮下脂肪瘤、皮肤色素沉着、臀沟偏斜、肛门闭锁等，均提示存在脊柱裂和脊髓栓系的可能，应尽早进行腰骶椎磁共振检查以明确诊断。第三，对于没有明显症状，通过腰骶椎 X 线、CT 等检查发现脊柱裂的患者，也应通过腰骶椎磁共振检查明确是否患有脊髓栓系。

Q: 脊髓栓系影响走路吗?

脊髓栓系是可能影响走路的。有统计显示，约 3/4 的脊髓栓系患者有不同程度的下肢运动障碍，主要表现为进行性加重的下肢无力和行走困难，可累及单侧或双侧，以双侧为主但多不对称。患者常有行走异常、下肢肌张力升高和腱反射亢进，可合并脊柱侧凸、弓形足畸形，一侧下肢可因失用性肌萎缩而出现肢体变细等。由此可见，脊髓栓系常会影响下肢的运动功能并造成足部畸形，严重时影响走路和生活自理能力，需要尽早评估和治疗，以免神经功能障碍进行性加重。

Q: 脊髓栓系患者可以跳舞吗?

脊髓栓系患者在脊髓栓系没有得到妥善处理之前，一般不建议跳舞。这是因为脊髓栓系患者的脊髓圆锥处于持续性高张力牵拉状态，在跳舞过程中，特别是在腰部进行比较明显的前屈和背屈过程中，常会造成脊髓圆锥部位的牵拉加重，甚至可能引起脊髓圆锥的缺血、缺氧。有些患儿在舞蹈的"下腰"锻炼过程中会突然出现大小便失禁和下肢瘫痪的情况。因此，对于确诊为脊髓栓系的患者，最好先通过手术的方式解除脊髓栓系，在术后经过严格的随访评估，待各方面功能恢复后再跳舞为宜。

Q: 脊髓栓系患者可以进行体育锻炼吗？

脊髓栓系患者在脊髓栓系没有得到妥善处理之前，一般不建议进行竞技性体育锻炼，特别是可能造成臀部着地摔伤的运动，比如打篮球、踢足球、滑冰、滑雪等。这是因为脊髓栓系患者的脊髓圆锥处于持续性高张力牵拉状态，在体育锻炼和运动过程中如有突然的臀部着地的摔伤，常会造成脊髓圆锥牵拉的骤然加重，甚至可能引起脊髓圆锥的缺血、缺氧，突然出现大小便失禁和下肢瘫痪的情况。因此，对于确诊为脊髓栓系的患者，最好先通过手术的方式解除脊髓栓系再进行体育锻炼为宜，并且患者所进行的体育锻炼以锻炼后无明显症状为宜。

Q: 脊髓栓系会影响大小便吗？

由于脊髓栓系的主要病理生理改变为脊髓圆锥部位的缺血和缺氧，而脊髓圆锥是排便和排尿的低级神经中枢所在部位，因此脊髓栓系可能会影响大小便功能。有统计显示，脊髓栓系综合征患者合并排尿功能障碍者达35%，在儿童的先天性脊髓栓系综合征患者中该比例更高。脊髓栓系综合征患儿可以仅表现为遗尿，尤其是无表达能力、查体不合作的婴幼儿更是如此。对于5～6岁的儿童每月尿床2次以上或6岁以上的儿童每月尿床1次以上可诊断为遗尿症，应警惕脊髓栓系的可能性。患儿常同时出现膀胱和直肠功能障碍，如遗尿、尿频、尿急、尿潴留、便秘、大便次数增多，严重者可出现完全性尿失禁和大便失禁。此外，男性脊髓栓系综合征患者可因脊髓圆锥部位缺血、缺氧累及勃起和射精中枢而出现勃起功能障碍和（或）射精障碍。因此，对于有上述排便、排尿和性功能障碍的患者应警惕脊髓栓系的可能性。

Q: 脊髓栓系会影响性功能吗?

由于脊髓栓系的主要病理生理改变为脊髓圆锥部位的缺血和缺氧，而勃起中枢和射精中枢均位于脊髓圆锥，因此脊髓栓系可能会影响性功能。男性脊髓栓系综合征患者不仅可出现遗尿、尿频、尿急、尿潴留、便秘、大便次数增多等排尿和排便功能障碍，还可因勃起中枢和射精中枢受累而出现明显的性功能障碍，如勃起功能障碍、性交困难和逆行射精等。因此，对于原因不明的性功能障碍患者，特别是伴有排便和排尿功能障碍的患者，需通过腰骶椎 MRI 检查明确是否患有脊髓栓系，及时治疗脊髓栓系有助于改善患者的排便、排尿和性功能。

Q: 可以通过 CT 检查诊断脊髓栓系吗?

CT 检查不作为诊断脊髓栓系的首选检查，以磁共振检查作为首选。CT 平扫虽然可以大致明确脊髓栓系合并的骨性结构异常，明确骨性纵隔在椎管中的位置，亦可发现椎管内脂肪瘤等病变，但难以准确判断脊髓栓系。CT 和 CT 脊髓造影相结合，能较好地显示圆锥低位、终丝增厚、脂肪浸润、脊髓纵裂、神经根走行异常、脊髓位置不对称、脊髓偏背侧等异常，还可发现由俯卧位改仰卧位脊髓移动度减低（正常 > 5 mm），但其诊断的敏感性及可靠性不及 MRI，且有造影剂过敏风险，故仅用于较复杂的病例或不适合 MRI 诊断者。

Q: 脊髓栓系的最佳诊断方法是什么？

脊髓栓系的最佳诊断方法是磁共振检查，磁共振应作为诊断脊髓栓系综合征的首选检查，可准确显示硬膜内脂肪瘤与腰骶部脂肪瘤的关系、脊髓骨性或纤维性纵裂、脊髓双干、脊髓空洞、脊髓圆锥低位及伴发的 Arnold-Chiari 畸形等异常，并可在矢状面、冠状面及横截面准确定位圆锥终止点。在磁共振检查时，脊髓栓系患者常可见脊髓延长、脊髓圆锥低位，且可伴发骶尾部脂肪瘤、终丝脂肪浸润和终丝增粗（直径＞2 mm 为异常）、终丝位置异常（即使脊髓圆锥位置和终丝粗细正常，但绷直的终丝沿着腰骶前凸凹面走行，常紧贴于硬脊膜囊后壁），还可发现栓系束带及椎管外相应结构的病理状态，有利于指导手术及术后评价。

Q: 怎样才能预防脊髓栓系？

目前关于脊髓栓系综合征的预防主要以口服叶酸为主。已有大量实验和临床研究证实，叶酸缺乏可引起神经管畸形，通过补充叶酸能使包括脊髓栓系在内的神经管畸形的发生率降低 80%。此外，还应加强孕期保健，避免电离辐射和服用可能致畸的药物，注意维生素和微量元素的补充，加强孕期超声检查。对于存在脊髓拉长、终丝增粗的潜在脊髓栓系综合征患者，则需根据患者临床评估确定是否需要采取预防性栓系松解手术以控制病情进展。

Q: 脊髓栓系应该怎么治疗？

脊髓栓系综合征主要需通过神经外科手术进行治疗。通过手术切断增粗的终丝、切除脊髓圆锥部位的脂肪瘤或脊髓纵裂畸形，梳理马尾神经，以解除脊髓牵拉、改善脊髓圆锥的血液循环。治疗目的是防止病情继续发展，一般在出现症状后 2 年之内进行手术治疗者预后较好，已出现大小便功能障碍提示预后不良。手术通常难以使大小便功能障碍、下肢和足部的变形得到改善，但会使疼痛和不完全的下肢肌力减退得到一定程度的改善，下肢和足部的变形也可通过矫形治疗得以改善。

Q: 脊髓栓系能保守治疗吗？

脊髓栓系综合征一般不建议保守治疗，除非患者经过严格评估没有任何症状和相关体征，同时脊髓栓系也并不严重，可以进行随访观察，但应尽量避免外伤。目前手术是治疗脊髓栓系综合征的唯一有效手段，手术的主要目的是控制病情进展，改善不完全性神经损害相关的症状和体征。一般来说，出现大小便失禁提示预后不良，手术难以显著改善患者的大小便功能障碍、下肢和足部畸形，但可使腰背部及下肢疼痛、不完全性下肢肌力减退得到改善。患者的下肢和足部畸形可通过矫形手术进行治疗。因此，对大小便功能尚正常、因腰骶部皮肤改变或下肢感觉及运动障碍发现的脊髓栓系综合征的患者，应及早进行系统的检查、评估和手术治疗；对于已经出现大小便功能障碍的患者，则应结合其全身情况及相关检查情况合理地制定手术方案。

Q: 脊髓栓系能进行按摩吗？

脊髓栓系是脊髓被非弹性组织固定而造成脊髓圆锥缺血、缺氧进而导致神经功能障碍的一类疾病，其病因为脊髓圆锥病变引起的下肢感觉和运动功能异常、大小便失禁等表现，并非肌肉等软组织本身病变引起的症状，因此按摩并不能有效缓解和改善脊髓栓系所致的神经功能障碍。此外，如果按摩过程中用力不当，使腰部过度屈曲或伸展，还可能造成本已处于紧张状态的脊髓圆锥进一步受到牵拉，从而使神经功能障碍加重。因此，一般不建议脊髓栓系的患者进行按摩治疗。

Q: 脊髓栓系一定需要手术吗？

目前手术是治疗脊髓栓系综合征的唯一有效手段，手术的主要目的是控制病情进展，改善不完全性神经损害相关的症状和体征，阻止神经功能障碍进展。一般来说，出现大小便失禁提示预后不良，手术难以显著改善患者的大小便功能障碍、下肢和足部畸形，但可使腰背部及下肢疼痛、不完全性下肢肌力减退得到改善。患者的下肢和足部畸形可通过矫形手术进行治疗。因此，对大小便功能尚正常、因腰骶部皮肤改变或下肢感觉及运动障碍发现脊髓栓系综合征的患者，应及早进行系统的检查、评估和手术治疗；对于已经出现大小便功能障碍的患者，则应结合其全身情况及相关检查情况合理地制定手术方案。

Q: 脊髓栓系能做微创手术吗？

脊髓栓系综合征是否能通过微创手术进行治疗主要取决于

引起脊髓栓系的病因。对于单纯终丝增粗、终丝脂肪变引起的脊髓栓系，可以通过小切口的微创手术切断终丝使脊髓栓系得到缓解。对于脊膜膨出、脊髓脊膜膨出、脊髓圆锥脂肪瘤引起的脊髓栓系，一般需要通过显微神经外科手术进行切除。手术过程中需充分显露病变结构，仔细分辨正常的脊髓和神经根，将病变彻底切除。这类手术虽然需要做一个稍长的皮肤切口以充分显露病变，但大部分操作都是在显微镜下完成的，因此仍然属于微创手术。需要提醒患者的是，手术是治疗脊髓栓系综合征的唯一有效手段，手术有助于控制病情进展，改善神经功能障碍或阻止其进展。

Q: 脊髓栓系手术危险吗？

脊髓栓系综合征的手术有一定的危险，需要由经验丰富的医生来完成。一般来说，单纯终丝增粗、终丝脂肪变引起的脊髓栓系，手术较为安全，术后不易出现严重并发症。脊髓脊膜膨出和脊髓圆锥脂肪瘤等引起的脊髓栓系，由于脊髓、神经根与病变之间粘连较为紧密，甚至分辨不清，手术有一定风险。一般需要在手术显微镜下仔细分辨正常的脊髓和神经根，有时甚至需残留部分病变，以免影响神经功能。术中电生理监测有助于提高手术的安全性，手术治疗的目的是阻止神经功能障碍进展，但也有少数患者在术后仍有神经功能障碍加重的情况。

Q: 脊髓栓系不治疗会有什么后果？

目前手术是治疗脊髓栓系综合征的唯一有效手段，一般建议对于有症状、诊断明确而又无手术禁忌证的脊髓栓系综合征患者都应手术治疗。如果不治疗，患者的排便和排尿功能障碍、下肢无力、行走困难、下肢疼痛和麻木等神经功能障碍可能会进行性加重，造成不可逆性损伤。此外，患者还可能在臀部着地的外伤等情况下突然出现下肢瘫痪、尿便失禁等严重的不可逆性神经功能损害。因此，对于诊断明确的患者，应尽早行手术治疗为宜。

Q: 脊髓栓系的最佳治疗时机是什么时候？

由于脊髓栓系综合征患者的神经功能损害具有不可逆性，为防止已出现的症状进一步加重和出现新的症状，一般在诊断明确后提倡尽早手术。儿童脊髓栓系综合征一经确诊，即应手术治疗。成人脊髓栓系综合征在诊断明确后亦应尽早手术。对于大部分患者而言，治疗越早，症状恢复状况也越好，一般出现症状 2 年内的手术预后较好。当有膀胱和直肠功能异常时更应尽早手术，以防病情进展、出现尿便失禁。对于成人脊髓栓系综合征手术时机，以往尚存争议，近来多倾向于尽早手术处理，以便释放脊髓内过大的压力，以逆转或预防神经损伤及脊椎或足部畸形的进展。

Q: 脊髓栓系手术后为什么需要趴着？

脊髓栓系多发生在腰骶部，该部位的皮肤、皮下脂肪和肌肉组织均较为薄弱，加之脊髓栓系患者常有局部组织发育畸形，术后很容易发生脑脊液漏，因此建议患者在术后取俯卧位。术后患者取俯卧位有助于使骶管部位处于较高的位置，避免脑脊液渗漏和浸泡伤口，使伤口更快愈合，从而能够有效地防止皮下积液及脑脊液伤口漏。对于局部软组织薄弱的患者，必要时可行伤口压砂袋加压，但应定期检视伤口，以免加压后局部伤口缺血、坏死。术后局部伤口进行红外线理疗，有助于促进伤口愈合。如患者术后发生伤口脑脊液漏，可考虑行腰大池引流，以降低脑脊液压力、促进伤口愈合；亦可口服乙酰唑胺，以减少脑脊液的生成。

Q: 脊髓栓系引起尿失禁怎么办？

已经出现尿失禁、诊断明确而又无手术禁忌证的脊髓栓系综合征患者，应尽早手术治疗，解除脊髓栓系，促进神经功能恢复。如果尿失禁时间较久，神经功能已难以恢复，必要时可通过植入骶神经刺激剂或骶神经修复与重建技术实现膀胱功能的改善。骶神经根电刺激的基本原理是利用人为施加的电流模拟神经对膀胱、尿道的控制，从而获得贮尿和排尿控制。骶神经修复与重建技术主要有骶神经根修复术、周围神经与骶神经根转接术、脊神经根与骶神经转接术、周围神经转接术和人工体神经 – 自主神经反射通路等术式。这些手术的合理应用，有助于改善患者的尿失禁状况。

Q: 脊髓栓系手术后伤口愈合不良怎么办？

脊髓栓系多发生在腰骶部，由于该部位的皮肤、皮下脂肪和肌肉组织均较为薄弱，加之脊髓栓系患者常有局部组织发育畸形，术后很容易发生伤口愈合不良、伤口感染和脑脊液漏。对于这类患者，一般建议患者在术后取俯卧位，以有效地防止皮下积液及脑脊液伤口漏。对于已经发生伤口脑脊液漏或伤口感染的患者，则应及早进行二次手术清创缝合，同时留置引流管进行腰大池引流，以降低脑脊液压力、促进伤口愈合。术后还需高蛋白饮食，补充维生素和微量元素，以促进伤口愈合。对于伤口局部软组织缺损严重的患者，还应考虑进行带蒂皮瓣转移治疗。

Q: 脊髓栓系术后需要复查吗?

脊髓栓系术后需要定期复查。脊髓栓系综合征患者手术预后主要与患者的年龄、病程、合并其他先天性畸形情况、术前神经功能障碍程度、手术操作情况等有关，只有在尚无明显症状或只有可逆性的轻微症状时手术才可能完全治愈脊髓栓系综合征。即使手术治疗效果良好，患者也需要在较长时间内定期复查，以便了解有无再栓系发生。术后多数患者症状会有不同程度的改善，小部分患者仅是病情进展得到控制，还有少数患者术后神经功能障碍会进行性加重。因此，脊髓栓系术后需要定期复查，以评估神经功能障碍改善情况，了解是否有栓系复发。

Q: 脊髓栓系术后复发怎么办?

脊髓栓系术后有可能会出现复发，特别是脊膜膨出、脊髓脊膜膨出和脊髓圆锥脂肪瘤等情况引起的脊髓栓系，术后复发概率较高。因此，脊髓栓系患者在术后应严格遵照医嘱定期复查，如有复发则需要考虑再次手术治疗，以改善神经功能。此外，需要注意的是，从影像学角度分析，仅约 1/3 患者脊髓圆锥有不同程度的上升，故术后圆锥位置的高低不能作为脊髓栓系是否复发的直接依据，而应结合患者临床症状改善情况等多方面因素综合分析进行判断。

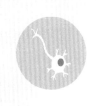

▶▶▶ 第七章

骶管囊肿

Q: 骶管囊肿是怎么回事?

骶管是脊椎管末端的骨性管道,位于下腰部和两侧臀部之间。骶管囊肿是在生长在骶椎管内的一种囊性病变,通常由一层薄的囊壁包裹脑脊液形成。根据骶管囊肿内是否含有神经根,通常将骶管囊肿分为含有神经根的囊肿(也称神经根袖囊肿或 Tarlov 囊肿)和不含神经根的囊肿。

骶管囊肿常会出现臀部、骶尾部、下肢、肛门和会阴部等部位疼痛和麻木等临床症状,在临床上较易漏诊和误诊。发现患有骶管囊肿的患者应到神经外科进行全面评估,了解症状与囊肿的相关性,必要时需要神经外科微创手术治疗才能有效地解除神经压迫,使患者的症状得到改善。

Q: 什么人容易患骶管囊肿?

骶管囊肿是生长在骶椎管内的一种囊性病变,通常为薄薄的一层囊壁包裹脑脊液形成的。一项对 500 名背痛患者进行腰骶部 MRI 检查的研究发现,其中 4.6% 患有骶管囊肿。就性别差异而言,有研究显示 70% 的骶管囊肿患者为女性,其中症状性骶管囊肿患者中女性占比更是高达 75%。此外,在患有持续性性兴奋综合征的女性人群中,骶管囊肿的患病率高达 66.7%,远高于一般人群。此类患者常表现为没有任何性刺激和性幻想的情况下反复达到性高潮,一日可达数次甚至数十次,且其症状并不会因为达到性高潮而缓解。对于有此类症状的女性患者,应及时进行腰骶椎 MRI 检查以明确诊断。此外,在结缔组织疾病(如 Ehlers-Danlos 综合征和 Marfan 综合征)患者中,骶管囊肿也呈高发趋势。由此可见，女性、腰背部疼痛的患者、持续性性兴奋综合征和结缔组织疾病患者比较容易患骶管囊肿。

Q: 骶管囊肿常见吗?

以往研究认为，骶管囊肿为罕见疾病，但近年来研究显示，骶管囊肿并不罕见。近年来的一些研究报道显示骶管囊肿的患病率为 1.5% ~ 13.2%，一般认为人群患病率为 4% ~ 6%。大部分骶管囊肿患者不会出现明显症状，约 1/4 会出现臀部、骶尾部、会阴部等部位疼痛和麻木等临床症状。

骶管囊肿在女性、腰背部疼痛的患者、持续性性兴奋综合征和结缔组织疾病患者中多见，因此这类患者如有骶管囊肿，常会出现臀部、骶尾部、下肢、肛门和会阴部等部位疼痛和麻木等症状，则应及时到医院进行骶尾部磁共振检查，以明确是否患有骶管囊肿。

骶管囊肿在临床上常造成漏诊、误诊，患有骶管囊肿的患者应到神经外科进行全面评估，了解症状与囊肿的相关性，必要时需要神经外科微创手术治疗才能有效地解除神经压迫，使患者的症状得到改善。

Q: 骶管囊肿应该就诊于哪个科?

骶管囊肿是发生在骶椎管内的一种囊性病变，患者可因臀部、骶尾部、下肢、肛门和会阴部等部位疼痛和麻木等症状就诊于骨科，也可能因泌尿生殖道症状或直肠肛门症状就诊于泌尿外科、妇产科和胃肠外科，但在腰骶椎磁共振检查明确诊断后，患者应到神经外科就诊。因为骶管囊肿周围有大量的骶尾神经根，这些神经根可分布到臀部、会阴部、下肢、外生殖器等部位，因此症状多样化。就本病治疗而言，应在神经外科通过显微镜下手术妥善处理囊肿，解除囊肿对周围神经的压迫，才能使患者的症状得到有效缓解，因此患者应就诊于神经外科。

Q: 骶管囊肿是先天性的吗?

骶管囊肿的形成原因尚不明确，一般认为先天性因素可能是骶管囊肿发病的基础。一般认为骶管囊肿是在硬脊膜和周围神经鞘之间过渡区硬脊膜小缺损的基础上，椎管内脑脊液静水压增加和脑脊液随脉压的搏动性冲击共同作用引起神经束膜进行性扩张而逐渐形成的。因此，先天性因素可能为骶管囊肿的原因之一。在临床上我们也发现，有些儿童甚至婴幼儿也可发现骶管囊肿，此外 Ehlers-Danlos 综合征和 Marfan 综合征等患者先天性结缔组织薄弱，也提示先天性因素参与本病的发生。

Q: 骶管囊肿可以是后天形成的吗?

骶管囊肿的形成原因尚不明确，一般认为先天性因素可能参与本病的发生。一般认为骶管囊肿是在硬脊膜和周围神经鞘之间过渡区硬脊膜小缺损的基础上形成的。后天因素，如骶神经根袖部位的局部缺血、出血、炎症、创伤、蛛网膜细胞过度增殖的退行性变或淋巴管栓塞可能也参与了骶管囊肿的发生。另外，基于我们的临床观察发现，部分症状性骶管囊肿常有臀部着力的骶骨外伤史，在手术切除骶管囊肿的过程中也常可见囊肿内有含铁血黄素或囊肿壁营养不良钙化等陈旧性微出血征象，提示创伤后含铁血黄素沉积引起的神经束膜和神经外膜静脉引流中断可能为神经根袖囊肿的形成原因。

Q: 骶管囊肿会遗传吗？

骶管囊肿是否会遗传目前尚无定论，但有研究显示遗传性因素也可能是骶管囊肿发病原因之一，其依据主要包括：①神经根袖囊肿具有明显的性别差异，大多数症状性神经根袖囊肿患者为女性，推测可能与性别相关的遗传差异对硬脊膜和脊神经根的神经束膜组织胶原结构的影响有关；②近来有一些关于家族性神经根袖囊肿的报道，支持遗传因素在本病发生中的作用；③某些遗传性软组织疾病患者神经根袖囊肿的发病率增高，如过度活动型 Ehlers–Danlos 综合征和 Marfan 综合征患者，其结缔组织较为脆弱，神经根袖更容易扩张并形成神经根袖囊肿。

Q: 骶管囊肿是肿瘤吗？

骶管囊肿是在生长在骶椎管内的一种囊性病变，通常由一层薄的囊壁包裹脑脊液形成。骶管囊肿不是肿瘤，囊肿壁通常由骶神经根袖的神经外膜构成，不含有肿瘤细胞。虽然骶管囊肿不是肿瘤、更不是恶性肿瘤，但在缓慢生长过程中仍可对周围的骶尾神经根形成明显压迫并引起下腰部、臀部、骶尾部、会阴区和外生殖器等部位疼痛和麻木，腿部无力、神经源性跛行，尿频、尿急、便秘、肠道和膀胱功能障碍，勃起功能障碍等性功能障碍。此外，还有些骶管囊肿经扩大的骶前孔进入盆腔，而被误诊为盆腔肿瘤、附件肿瘤。因此，骶管囊肿虽然不是肿瘤，但可以引起类似肿瘤样的症状，有症状的患者应及时到神经外科进行评估和治疗。

Q: 骶管囊肿会发生恶变吗?

骶管囊肿是在生长在骶椎管内的一种囊性病变，通常由一层薄的囊壁包裹脑脊液形成。骶管囊肿不是肿瘤，更不会发生恶变。然而，骶管囊肿在长期慢性生长过程中，在脑脊液搏动性冲击作用下，可引起骶骨的骨质吸收和破坏、骶管腔扩大甚至骶骨骨折，并可对周围的骶尾神经根形成明显压迫，从而引起下腰部、臀部、骶尾部、会阴区和外生殖器等部位疼痛和麻木，腿部无力、神经源性跛行，尿频、尿急、便秘、肠道和膀胱功能障碍，勃起功能障碍等性功能障碍。此外，骶管囊肿虽然不会发生恶变，但对于不断增大并引起症状的骶管囊肿还是应该及时到神经外科接受治疗。

Q: 骶管囊肿和脊髓栓系有关系吗?

骶管囊肿和脊髓栓系综合征有一定关系，有时可同时见于同一患者。这两种疾病都有一定的先天性因素，但这两种疾病分别发生的情况较同时发生更为常见。如果骶管囊肿和脊髓栓系综合征见于同一患者，较为常见的类型是脊髓纵裂畸形引起的脊髓栓系综合征，同时伴有骶管囊肿。在这种情况下就要仔细分析患者的症状到底是脊髓栓系综合征引起的，还是骶管囊肿引起的，抑或是两种疾病同时引起的。经过仔细分析患者的症状、体征和神经影像学资料之后，才能决定患者的手术是需要同时针对两个病变进行处理，还是针对其中的一个病变自行处理。

Q: 有脊柱裂的人容易患骶管囊肿吗？

有脊柱裂的患者比普通人群更容易发生骶管囊肿。脊柱裂和骶管囊肿都是有一定先天性因素的疾病，在患有脊柱裂的患者当中骶管囊肿发生的概率要比普通人群高一些。此外，体积比较大的骶管囊肿也常常会造成骶管后壁的骨质吸收，从而出现骶骨后壁骨质不完整、类似骶骨脊柱裂的表现。因此，对于腰骶部 X 线检查发现有腰骶椎脊柱裂的患者，特别是伴有下腰部、臀部、骶尾部、会阴区和外生殖器等部位疼痛和麻木，腿部无力、神经源性跛行，尿频、尿急、便秘、肠道和膀胱功能障碍，勃起功能障碍等性功能障碍的患者，最好能进行腰骶椎磁共振检查，以明确是否患有骶管囊肿。

Q: 骶管囊肿属于大病吗？

与恶性肿瘤、尿毒症等严重疾病相比，骶管囊肿并不算作"大病"。然而，骶管囊肿是一种缓慢进展的疾病，并且可以随着囊肿增大引起骶管扩大甚至骶骨骨折，还可因压迫骶尾神经根而出现一系列症状，患者常描述为"坐立难安"。典型的患者常主诉有严重的坐姿障碍，取坐位 10～20 分钟即需起身活动，常需使用软垫或枕头来缓解骶尾部不适。有些患者甚至形象地描述为"坐在岩石上"的感觉，在寻求舒适姿势的过程中因难以找到合适的坐姿而不断地调整坐姿，从一侧臀部着力转为另一侧臀部着力，很难从事开车、长时间参加会议或伏案工作，甚至难以参加诸如吃饭、看电影或宗教仪式等非工作性的日常活动和社会活动，严重影响工作和生活质量，常导致失业、抑郁、离婚或心理疾病。由此可见，骶管囊肿虽然不是大病，但也足以影响患者的日常工作和生活，不容忽视。

Q: 骶管囊肿影响走路吗？

骶管囊肿影响走路的情况相对少见。一般来说，骶管囊肿通常发生在骶神经后根（感觉根）的神经根袖，而骶神经前根（运动根）受累较为少见，故患者的症状多以臀部、会阴部、外生殖器、下肢和直肠肛门等部位的疼痛、麻木和异常感觉等为主，运动症状较为少见。当然，随着骶管囊肿体积逐渐增大，特别是囊肿累及腰5和骶1神经根的前根时，也可出现运动神经根受压的表现，从而出现一些相关的症状，如下肢肌张力增高、肌肉痉挛、肌力减退、神经源性跛行、足背屈无力、足下垂等，从而影响行走。

Q: 骶管囊肿患者可以锻炼吗？

对于无症状的骶管囊肿患者，可以进行适当的体育锻炼。对于症状性骶管囊肿患者，体育锻炼以症状不加重为宜，一般不适合进行比较剧烈的体育锻炼。一般来说，骶管囊肿患者的臀部、会阴区、腰骶部和下肢疼痛等症状多在久站或久坐后加重，咳嗽、打喷嚏、用力排便和做深呼吸等动作时也可有所加重，因此症状性骶管囊肿一般不宜进行体育锻炼，如要进行锻炼，所锻炼的强度以锻炼后症状无明显加重为宜。如果锻炼后症状加重，则应尽快取平卧位休息，症状常能明显缓解，取臀部高位、头低位的俯卧位时症状缓解更显著。

Q: 骶管囊肿会影响大小便吗？

由于骶管囊肿累及的骶尾神经根为支配膀胱、尿道和肠道的神经，因此骶管囊肿常会引起大小便功能障碍。比如，支配膀胱和尿道的神经受累时患者常出现尿潴留、尿等待、Valsalva 动作、尿频、尿急、膀胱疼痛、急迫性尿失禁、压力性尿失禁等症状；支配肠道的神经受累时可出现便秘、交替腹泻、肠痉挛、排便次数增多、便急、腹胀、假性排便急促、大便失禁、肛门括约肌压力增加或痉挛等肠道症状。因此，骶管囊肿常会影响大小便功能，有时还会造成漏诊和误诊。对于有上述症状且伴有臀部、会阴区、腰骶部和下肢疼痛等症状的患者，特别是在久站或久坐后加重，咳嗽、打喷嚏、用力排便和做深呼吸等动作时也可有所加重的患者，应及时进行腰骶椎 MRI 检查，以除外骶管囊肿。

Q: 骶管囊肿会影响性功能吗？

由于骶管囊肿可累及支配会阴、阴蒂、阴茎、阴道、阴囊的神经，因此可能会影响性功能。比如，骶管囊肿可能会引起会阴疼痛和感觉异常、阴道疼痛、性交痛、性交缺乏快感、睾丸或阴茎疼痛、前列腺痛等会阴区和外生殖器症状，从而影响患者的性功能。另外，骶管囊肿还可引起一种称作持续性性兴奋综合征（又称持续性生殖器觉醒障碍、持续的生殖器唤起疾病或持续的性唤起障碍）的特殊表现。这类症状主要见于女性，是指患者在没有性欲或性幻想的情况下持续出现非意愿的生殖器感觉及即将达到性高潮的状态，即在缺乏有意识的性欲感觉的情况下过度和持续的性唤起，其性唤起并不能通过普通的性高潮体验得以缓解。这种令人不快的性高潮般的感觉常使患者非常尴尬，诱发内疚、焦虑和抑郁，严重者会导致患者对排尿、排便和性高潮的意识混乱，并伴有骨盆、臀部、会阴、外生殖器和下肢的放电样疼痛、麻木或痛觉过敏，有时还伴有慢性紧张性头痛，对患者的日常工作和生活造成极大困扰。

Q: 会阴痛是骶管囊肿吗？

由于骶管囊肿可累及支配会阴、阴蒂、阴茎、阴道、阴囊的感觉神经，可引能会引起阴疼痛和感觉异常、阴道疼痛、性交痛、性交缺乏快感、睾丸或阴茎疼痛、前列腺痛等会阴区和外生殖器症状，但会阴疼痛并不一定是骶管囊肿。对于有这些症状的患者，应通过腰骶椎磁共振检查来明确是否患有骶管囊肿。

除了会阴疼痛外，骶管囊肿患者常伴有尿潴留、尿等待、尿频、尿急、膀胱疼痛、急迫性尿失禁、压力性尿失禁等症状，还可出现便秘、交替腹泻、肠痉挛、排便次数增多、便急、腹胀、假性排便急促、大便失禁、刺痛、肛门括约肌压力增加或痉挛等肠道症状。此外，男性患者还可出现勃起功能障碍和逆行射精，女性患者可出现性快感缺乏症或持续性性兴奋综合征。因此，对于上述多个症状同时出现的患者，应考虑骶管囊肿的可能性。

Q: 可以通过 CT 检查诊断骶管囊肿吗?

CT 检查是诊断骶管囊肿的重要方法,有助于明确骶管囊肿的诊断。与骶尾部 X 线检查相比,骶尾部 CT 检查可以更清晰地显示骨质改变和椎管内占位性病变,体积较大的骶管囊肿在 CT 上常表现为骶管腔扩大、骶骨骨质侵蚀,其周边呈扇形分叶状改变,边缘清晰、锐利;扩大的骶管腔区可见一光滑的囊性低密度影,其密度均匀一致,CT 值与脑脊液一致,无钙化。由此可见,体积较大的骶管囊肿常有特征性的 CT 表现,可通过 CT 明确诊断,但对于体积较小的骶管囊肿则难以明确诊断。

此外,如能将 CT 平扫、CT 骨窗成像和 CT 增强扫描相结合或进行 CT 脊髓造影,不仅有助于明确骶管囊肿的诊断,还有助于骶管囊肿与骶尾部神经鞘瘤、脊索瘤等病变相鉴别。

Q: 骶管囊肿的最佳诊断方法是什么?

骶管囊肿的诊断需要结合患者的临床症状、体征和神经影像学检查。在神经影像学检查方面,主要检查方法包括腰骶椎的 X 线片、CT 扫描和 MRI 检查。此外椎管造影等传统检查也有助于本病诊断。其中,以腰骶椎 MRI 对骶管囊肿的诊断价值最大。

MRI 检查因具有分辨率高、无骨伪影、无创伤、无放射性、安全可靠、多维成像及软组织分辨率高等优点,是诊断骶管囊肿的"金标准",也是研究囊肿与脊髓、神经、血管和周围骨质结构关系及制订手术计划的重要方法,是目前诊断神经根袖囊肿的最佳检查方法,阳性率可达 100%。MRI 检查常可发现囊肿所在部位、形态、大小、毗邻关系及伴随病变,有助于定位和定性诊断，必要时还需增强 MRI 检查，以便于与椎管内其他占位性病变（如囊性肿瘤）相鉴别。

Q: 骶管囊肿为什么容易漏诊？

骶管囊肿漏诊的原因有很多方面，从我们以往的诊疗经验来看，很多临床医生常认为神经根袖囊肿是先天性病变，不会引起症状，甚至在邻近神经明显受压并出现典型症状的情况下仍错误地认为患者的症状并非神经根袖囊肿所致，使许多症状性神经根袖囊肿患者未能及时明确诊断，在多个临床科室反复转诊，接受麻醉类药物、神经调节药物、局部封闭、理疗或植入止痛泵等方案对症治疗，甚至进行了腰椎融合、骶髂关节固定、尾骨切除、妇科手术、阑尾切除术、膀胱手术、直肠和肛门手术及梨状肌松解术等手术仍未能获得症状改善。因此，应充分认识症状性骶管囊肿可能出现的症状，以便及时明确诊断。

此外，还有一些患者在腰骶椎 MRI 检查时放射科医生仅关注腰椎，忽略了骶管囊肿相关部位检查，或者认为骶管囊肿与临床无关，即使发现了骶管囊肿也未报告。此外，某些以会阴和生殖器疼痛、膀胱和肠道括约肌功能障碍、性功能障碍等非典型症状为主要表现的患者，更容易误诊为泌尿生殖系统疾病或直肠肛管疾病而长期漏诊和误诊。

Q: 怎样才能预防骶管囊肿？

骶管囊肿是在某些先天性因素和后天性因素共同作用下形成的一类病变，目前还没有非常理想的预防措施。从临床观察来看，有一部分骶管囊肿的患者有骶尾部着地的摔伤史，还有一些患者与缺血性变性、炎症或蛛网膜下腔出血等有关。如果能避免这些后天性的因素，可能有助于预防骶管囊肿的发生。

对于症状性骶管囊肿患者，常在咳嗽、久站、久坐、用力抬重物、深呼吸后憋气等情况下出现症状加重。因此，避免这些因素可能有助于避免骶管囊肿扩大和症状加重。

Q: 骶管囊肿应该怎么治疗？

骶管囊肿的治疗主要有随访观察、保守治疗、微创介入治疗和显微神经外科手术治疗。由于半数以上的骶管囊肿是在磁共振等影像学检查时偶然发现的无症状性囊肿，故需要仔细评估临床和放射学结果之间的相关性，在决定治疗策略前应仔细分析患者可能面临的 3 种情形：①患者的症状由其他病变（如椎间盘突出、腰椎管狭窄）引起，与神经根袖囊肿无关；②其他病变（如脊髓栓系、脊髓纵裂畸形）可能为引起症状的主要病变，但神经根袖囊肿可能是引起症状的次要原因；③神经根袖囊肿是唯一可以解释症状的病变。对于无症状的神经根袖囊肿以随访观察为主，对于有症状的神经根袖囊肿，视病情轻重和患者意愿选择保守治疗、介入治疗和手术干预 3 种方式。

Q: 骶管囊肿能保守治疗吗？

对无症状、仅在神经影像学检查时意外发现的神经根袖囊肿，特别是体积较小的囊肿患者，可以进行保守治疗。对于这类无症状的骶管囊肿无须急于干预，可以定期临床随访观察。我们在临床随访的患者中发现，大部分神经根袖囊肿的体积保持相对稳定，一般每 1 ~ 2 年复查一次磁共振即可。如果患者无明确相关症状，随访期内囊肿亦无明显增大，可将复查的间隔周期逐步延长至 3 ~ 5 年。对于症状轻微、偶尔出现症状的患者，特别是临床症状间断发作且未明显影响患者工作和生活者。保守治疗的主要治疗方法包括应用止痛药、非甾体类抗炎药、营养神经药物（如维生素 B_1 和甲钴胺）及物理疗法（如红外线烤灯理疗、针灸等）。部分患者对药物反应好、耐受好，一段时间内症状缓解较为满意。

Q: 骶管囊肿能按摩吗？

按摩治疗对于骶管囊肿的作用不大，这是因为骶管囊肿位于骶管的骨质内，其症状主要是由囊肿压迫骶神经根所致，通过按摩治疗并不能对骶管囊肿直接发挥影响，对改善骶管囊肿患者的症状也无明显帮助。我们的临床研究发现，对于症状轻微、偶尔出现症状的患者，主要的保守治疗方法包括应用止痛药、非甾体类抗炎药、营养神经药物（如维生素 B_1 和甲钴胺）及物理疗法（如红外线烤灯理疗、针灸等）。同时要注意改变工作和生活习惯，避免久坐、久站、过于负重的工作，也可使部分患者的症状减轻，在症状明显时卧床休息，特别是俯卧位休息，多能使患者的症状获得明显改善。

Q: 骶管囊肿一定需要手术吗？

骶管囊肿不一定要手术。临床上对无症状、仅在神经影像学检查时意外发现的神经根袖囊肿，特别是体积较小的囊肿患者，可以进行定期临床随访观察。对于症状轻微、偶尔出现症状的患者，可进行保守治疗。对于症状严重的患者，如果影像学所见的神经根袖囊肿部位与患者临床症状和体征相符，患者症状影响日常工作和生活，通过保守治疗效果欠佳，或经微创介入治疗效果不理想或治疗后复发，则应考虑手术治疗。

Q: 骶管囊肿能做微创手术吗?

骶管囊肿的微创治疗主要包括在 CT 引导下经皮单纯囊肿穿刺抽吸和抽吸后注射纤维蛋白胶等方式。虽然两种方法曾用于骶管囊肿的治疗，但因疗效欠佳，目前已较少采用。具体而言，单纯囊肿穿刺抽吸术常可使患者的神经症状迅速缓解，但复发率高，且有部分患者症状明显加重。CT 引导下经皮穿刺抽吸术 + 纤维蛋白胶注射虽然具有操作简单、创伤小、短期内症状不易复发等优点，但也存在穿刺损伤神经、漏胶引起无菌性脑脊膜炎，从而导致症状改善不理想和并发症等。更重要的是，部分症状改善不理想的患者在进行二次手术时，由于纤维蛋白胶或其他基质注入神经根袖囊肿后刺激纤维组织增生和瘢痕形成，导致囊肿内神经根的识别、分离和保护更加困难，甚至造成术中误伤神经根，使再次手术风险增高并影响术后疗效。因此，目前这些微创治疗不作为骶管囊肿的主流治疗方法，仅用于不愿接受手术治疗及全身情况难以耐受全身麻醉手术，但囊肿体积较大、症状比较明显的患者。

Q: 骶管囊肿手术危险吗?

骶管囊肿的手术治疗主要有微创的 CT 引导下经皮单纯囊肿

穿刺抽吸或抽吸后注射纤维蛋白胶，以及显微镜下囊肿切除手术两大类，目前以显微镜下囊肿切除术最为常用。由于骶管囊肿与骶神经根关系密切，这些神经根不但支配臀部、骶尾部、会阴区和下肢的感觉和运动功能，骶 2 ~ 4 神经还支配膀胱、尿道和肛门括约肌及外生殖器，术中一旦损伤可能导致患者术后出现大小便及性功能障碍等严重后果。因此，手术中必须高度重视骶神经根的保护，最好能由经验丰富的神经外科医生全程在显微镜下分离囊肿，以更清晰地辨认紧贴于囊肿壁的神经根，尤其应注意保护受压变薄、变细甚至部分变性的骶 2 ~ 4 神经根。此外，还要充分认识术中神经电生理监测的重要作用，最好能在电生理监测下进行手术，以提高手术治疗的安全性。

Q: 骶管囊肿不治疗会有什么后果?

骶管囊肿不治疗可能不会产生严重后果，也可能产生进行性加重的神经功能障碍，这主要取决于囊肿的大小和对神经根压迫的严重程度。对于偶然腰骶管 MRI 检查发现的、无症状的小骶管囊肿无须特殊治疗，只需定期随访即可，无须急于手术治疗。对于囊肿体积较小、症状发作不频繁且较轻微的患者，以对症治疗、理疗和营养神经药物治疗为主，一般也不会在短时间内产生严重后果。对于囊肿体积较大、症状发作频繁，影响日常工作和生活者，应考虑手术治疗。这类患者常有腰骶部、臀部、会阴部、大腿后侧疼痛，可伴有下肢神经功能障碍或间歇性跛行、大小便障碍者、性功能障碍等，甚至引起骶骨骨质破坏和骨折，此时如不手术治疗，不仅可能产生严重的神经功能障碍，还可能因骶神经根长期受压发生变性，即使手术治疗，患者的症状也难以缓解。

Q: 骶管囊肿手术后为什么需要趴着？

由于骶管部位的皮肤、皮下脂肪和肌肉组织均较为薄弱，术后易发生脑脊液漏，因此建议患者在术后取俯卧位。这样的体位有助于使骶管部位处于较高的位置，避免脑脊液渗漏和浸泡伤口，能够有效地防止皮下积液及脑脊液伤口漏，避免伤口愈合不良。对于局部软组织薄弱的患者，必要时可行伤口压砂袋加压，但应定期检视伤口，以免加压后局部伤口缺血、坏死。术后局部伤口进行红外线理疗，有助于促进伤口愈合。如患者术后发生伤口脑脊液漏，可考虑行腰大池引流，以降低脑脊液压力、促进伤口愈合；亦可口服乙酰唑胺，以减少脑脊液的生成。

Q: 骶管囊肿手术后伤口愈合不良怎么办？

由于骶管部位的皮肤、皮下脂肪和肌肉组织均较为薄弱，术后常发生伤口愈合不良和脑脊液漏、伤口漏。对于术后伤口愈合不良的患者，建议取俯卧位，从而使骶管部位处于较高的位置，有效地防止皮下积液及脑脊液漏、伤口漏。对于脑脊液漏严重的患者，需考虑行腰大池引流，以降低脑脊液压力、促进伤口愈合；亦可口服乙酰唑胺，以减少脑脊液的生成，促进伤口愈合。渗漏严重的患者，必要时需二次手术进行伤口清创，必要时还可转移皮瓣覆盖于伤口处。伤口压砂袋加压有助于减少皮下积液的发生概率，但应定期检视伤口，以免加压后局部伤口缺血、坏死。术后局部伤口进行红外线理疗，有助于改善局部血液循环，促进伤口愈合。补充优质蛋白、大量维生素 C 和锌也有助于伤口愈合。

Q: 骶管囊肿术后如何锻炼？

骶管囊肿术后短时间内不宜做剧烈运动和高强度锻炼。一般建议术后 2 周内以卧床静养为主。术后 2 周伤口愈合良好，复查 MRI 检查囊肿无复发，则可考虑进行慢走等锻炼。如果手术中切除了骶骨后壁并在术后进行了复位，则在起身活动时最好能佩戴腰围。一般建议 3 ~ 6 个月内避免高强度体育锻炼。

Q: 骶管囊肿引起的大小便问题怎么解决？

骶管囊肿手术后 1 ~ 2 周内卧床期间需通过留置尿管、在床上大便等方式解决大小便。由于骶管囊肿与骶神经根关系密切，骶 2 ~ 4 神经支配膀胱、尿道和肛门括约肌及外生殖器，因此骶管囊肿患者围术期神经水肿阶段可能会出现一定程度的大小便功能障碍。对于排尿功能障碍者可通过留置尿管并间断开放尿管锻炼膀胱功能，待膀胱功能恢复后再拔出尿管。对于便秘的患者，可通过口服乳果糖等促排便药物，使用开塞露等灌肠剂协助排便。此外，口服维生素 B_1、甲钴胺等营养神经药物也有助于患者排尿和排便功能恢复。

Q: 骶管囊肿术后会复发吗？

骶管囊肿术后是有可能复发的。骶管囊肿的形成有一定的先天性因素，比如结缔组织发育不良等。在脑脊液波动性冲击作用下，发育不良的神经外膜可再次扩张，出现骶管囊肿复发。骶管囊肿复发以 CT 引导下囊肿穿刺抽吸治疗术后复发率高。如果患者接受了显微神经外科手术，术中进行了囊肿壁大部切除、神经袖套加固重建，并进行了囊肿瘘口封堵，则术后复发率很低。此外，骶管囊肿常多发，某些术后新发的囊肿有时会被误认为是囊肿复发。

Q: 骶管囊肿术后需要复查吗？

骶管囊肿术后需要严格遵医嘱定期复查。术后短时间内，有可能出现伤口愈合不良、伤口脑脊液渗漏等情况，术后短期复查是十分必要的。此外，一般建议患者术后 1 个月、3 个月、半年、1 年各复查一次，一方面可通过腰骶椎 MRI 检查了解骶管囊肿治疗的效果，了解囊肿有无复发；另一方面还可指导患者进行适应性锻炼。因此，骶管囊肿术后需要严格遵从医嘱，定期到医院找手术医生进行复查。

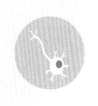

▶▶▶ 第八章

颈动脉狭窄

Q: 什么是颈动脉狭窄?

多数是由颈动脉的粥样斑块形成导致了颈动脉管腔的狭窄,占所有引起狭窄病因的 90% 以上,其他疾病如夹层动脉瘤、肌纤维发育不良、动脉炎等也可以导致颈动脉狭窄。当颈动脉出现狭窄时,大脑出现不同程度的缺血。主要表现为头晕、眼前发黑、肢体无力、短暂的意识丧失等。

Q: 患颈动脉狭窄的高危人群和风险因素有哪些?

吸烟及喝酒、肥胖、久坐运动少、经常熬夜、饮食不当、高龄、高血压、高脂血症、高尿酸血症及糖尿病等都是导致颈动脉狭窄发病的高危因素,这些病因导致动脉粥样硬化,从而致使动脉内径狭窄。

Q: 颈动脉斑块发病率高吗?

据估算,2020 年全球有近 20 亿人患有颈动脉粥样硬化,我国估计有 2.7 亿人患有颈动脉粥样硬化,2 亿人有颈动脉斑块。40 岁以上的人群中,颈动脉斑块的检出率超过 40%,60 岁以上的人群中几乎没有无斑块者。

Q: 为什么会得颈动脉狭窄?

动脉粥样硬化性颈动脉狭窄的直接病因是由于脂质物质在血管壁上堆积,而血管壁内的巨噬细胞吞噬脂质物质形成脂质池,同时伴有脂质池表面纤维帽的形成,脂质核心与纤维帽是动脉壁粥样硬化斑块的主要组成成分。斑块逐渐增大使管腔逐渐狭窄。

Ｑ： 该怎么预防颈动脉狭窄？

预防颈动脉狭窄主要是要预防动脉粥样硬化。包括合理膳食（低盐、低脂、低糖）、适当运动、规律生活和工作作息、戒烟（尼古丁对血管损伤巨大）、戒酒、保持心情愉快、积极控制三高及定期体检。

Ｑ： 颈动脉狭窄有哪些症状？

轻、中度的动脉狭窄可能无任何症状，但当出现以下症状时，需特别警惕动脉狭窄可能。如头晕、记忆力减退、定向力减退、意识障碍、黑蒙、偏侧面部和（或）肢体麻木和（或）无力、伸舌偏向、言语不利、不能听懂别人说的话等。这些症状通常持续数分钟后自行消失。

Ｑ： 当怀疑自己得了颈动脉狭窄时应去哪个科室就诊？

当怀疑自己可能患有颈动脉狭窄时，可以求助于神经外科、神经内科。

对于狭窄程度较轻、症状不明显、无须外科干预的患者可以去神经内科就诊，口服抗凝药物及降脂药物治疗。

对于狭窄程度较重，特别是正处于症状发作期的患者，建议去神经外科就诊，采取手术干预方式治疗疾病。

Ｑ： 想确定自己是否得了颈动脉狭窄需要做哪些检查 / 检验？

最便捷的检查方式为颈动脉超声检查，准确率 95% 以上，不仅可以明确狭窄程度，还可以区别斑块性质，测得血管流量、流速及血管内血栓等。

检查的"金标准"为数字剪影血管造影，可以详细了解病变的部位、程度、范围及侧支循环的建立情况，为治疗提供第一手资料。

除此以外还有磁共振血管造影、CT 血管造影、CT 脑灌注评价、磁共振平扫及 DWI 加权成像。

Q: 得了颈动脉狭窄该怎么治疗？

首先为一般治疗，在病情并不严重的阶段通过改善生活习惯来控制疾病进展，主要为合理膳食、戒烟戒酒、适当运动、控制三高、遵医嘱服药等。

药物治疗主要包括抗血小板聚集药物——阿司匹林和降低血脂类药物——他汀类。

当狭窄程度已经较严重时，可选择介入治疗或手术治疗。介入治疗——颈动脉支架成形术，局部麻醉下可行，创伤小，恢复快。术后需口服双抗，根据情况调整药物剂量。手术治疗——颈动脉内膜剥脱术，切开颈内动脉，将导致狭窄的动脉斑块直接剥脱掉，仍是颈动脉狭窄治疗的"金标准"。

Q: 得了颈动脉狭窄该吃哪些药物治疗？

药物治疗主要包括抗血小板聚集药物——阿司匹林和降低血脂类药物——他汀类。对于合并高血压、高血脂症、糖尿病等疾病的患者，予以相应药物积极控制至正常水平。

Q: 得了颈动脉狭窄平常生活、饮食上需要注意什么？

规律生活作息、合理膳食（低盐、低脂、低糖）、适当运动、戒烟（尼古丁对血管损伤巨大）、戒酒、保持心情愉快、积极控制三高及定期体检。

Q: 颈动脉狭窄能通过手术治疗吗？

完善评估、积极准备，颈动脉狭窄可以通过手术取得较好效果，颈动脉内膜剥脱术，切开颈内动脉，将导致狭窄的动脉斑块直接剥脱掉；颈动脉支架植入，撑开管腔狭窄部位，从而重建血流。

Q: 颈动脉狭窄什么情况下需要通过手术治疗？

颈动脉内膜剥脱术的绝对适应证：①6 个月内出现 1 次或多次短暂性脑缺血发作，且颈动脉狭窄 ≥ 70%；②6 个月内出现 1 次或多次轻度非致残性卒中发作，症状或体征持续超过 24 小时，且颈动脉狭窄 ≥ 70%。

除此以外颈动脉内膜剥脱术还有相对适应证：①无症状颈动脉狭窄 ≥ 70%；②有症状，狭窄范围在 50% ~ 69%；③无症状，狭窄范围 < 70%，但狭窄病变处于不稳定状态。

Q: 颈动脉狭窄都有哪些手术治疗方式？

介入治疗——颈动脉支架成形术，局部麻醉下可行，创伤小，恢复快。术后需口服双抗，根据患者后续情况调整药物剂量。

手术治疗——颈动脉内膜剥脱术，切开颈内动脉，将导致狭窄的动脉斑块直接剥脱掉。

Q: 颈动脉狭窄手术能治愈吗？术后还有可能再复发吗？

不管选择哪种治疗方式，术后临床症状均会有明显改善，术后积极控制危险因素，加强日常生活管理，会大幅度降低复发率。

Q: 颈动脉狭窄术后该注意什么？

注意事项：①围手术期要注意切口状态，控制血压于正常水平，防止缺血及出血。②对于采用介入治疗方式的患者，术后需定期服用双抗药物。③术后不宜过早进食及饮水，注意术后有无饮水呛咳、声音嘶哑等。④出院后控制三高、规律生活作息、合理膳食、适当运动、戒烟戒酒、保持心情愉快。

Q: 颈动脉狭窄如果不治疗可能会有什么后果？

颈动脉狭窄是无法自愈的，不进行治疗的情况下，病情会随着狭窄程度的加重而愈演愈烈。颈动脉是头面部的主要供血动脉。①如不治疗大脑会长期处于缺血状态，身体无法代偿，逐渐出现脑萎缩，认知功能能力下降。②此外还有言语、运动、视力等功能均受影响。③动脉斑块可能形成血栓，造成脑梗死，严重情况可危及生命。